우주의 진실

우주의 진실

발행일   2023년 9월 26일

지은이   김대호
펴낸이   손형국
펴낸곳   (주)북랩
편집인   선일영   **편집**   윤용민, 배진용, 김부경, 김다빈
디자인   이현수, 김민하, 안유경, 한수희   **제작**   박기성, 구성우, 배상진
마케팅   김회란, 박진관
출판등록 2004. 12. 1(제2012-000051호)
주소   서울특별시 금천구 가산디지털 1로 168, 우림라이온스밸리 B동 B113~114호, C동 B101호
홈페이지 www.book.co.kr
전화번호 (02)2026-5777   **팩스**   (02)3159-9637

ISBN   979-11-93304-42-6 03510 (종이책)   979-11-93304-43-3 05510 (전자책)

암흑에너지 포집과 원격전송기술로 밝힌

우주의 진실

김대호 지음

우주의 73%를 차지하는 암흑에너지를
생명 연장의 치유에너지로 바꿀 수 있다면
인류의 수명과 건강은 획기적 전환점을 맞이할 것이다.
이 책에서 그 가능성을 만나 보자!

 북랩

지금 미국 나사와 유럽 우주국을 비롯한 선진국들은 우주의 73%를 차지하는 암흑에너지의 진실을 밝힐 수 있는 단서만 찾아도 노벨상 몇 년 치 주어도 아깝지 않겠다고 하며 수십조 원의 막대한 자금을 투자하며 경쟁을 벌이고 있다.

그런데 이 우주에너지를 포집하여 원격으로 전송할 수 있다.

이미 6년 전에 암흑에너지의 진실을 '뉴스포털1'에 연재로 밝힌 데 이어서, 현재는 이 우주에너지를 포집하여 원격으로 전송하는 실험들에 성공한 것이다.

만약 당신의 집에 있는 냉장고의 냉동실 사진을 카톡으로 보내면 그 냉동실로 이 우주에너지를 원격전송하여 잘 얼지 않는 것을 눈으로 확인할 수 있다.

이런 현상은 가장 쉽고 빠르게 두 눈으로 확인할 수 있는 것이다.

이 외에도 달걀 부화기와 콩나물 재배에도 이 우주에너지 파동을 조사하여 빠른 성장 결과를 확인하고 충남대 농업과학연구소에서 영양성분 분석을 통해 일반 달걀과 콩나물들에 비해 풍부하게 조성된 영양성분들을 확인하였다.

또 미국에 있는 고령의 환자에게 이 우주에너지를 원격전송하여 놀라운 치유 효과도 확인했을 뿐만 아니라, 많은 회원의 체험을 통해서도 놀라운 결과들을 계속 확인하고 있다.

우주의 73%를 차지하는 암흑에너지의 진실을 밝히는 데는 너무도 많고 명백한 관측자료들이 있다. 아울러 이 세상 천체물리학자들이 절대 부정할 수 없는 물리적 증거들이 있다.

태양의 10배 되는 별이 초신성 폭발을 하면 서울시 규모보다 작게 압축된 중성자별로 진화한다. 이 별의 밀도는 1센티 입방당 10억 톤 정도가 된다.

이 밀도 무게의 실체는 이 천체의 핵을 이루고 있는 중성자들이 극단적으로 압축된 것이다. 이 중성자별보다 18배 정도로 더 압축된 블랙홀의 밀도 무게는 중성자들이 붕괴 해체되는 과정에서 빛을 내는 광자까지 해체되고 맨 마지막으로 남은 진공 입자들이 극단적으로 압축된 것이다. 때문에 블랙홀에는 빛이 존재하지 않으며 1센티 입방당 180억 톤 정도의 엄청난 밀도 무게를 나타내는 것이다. 이 진실을 부정하는 사람에게 "그럼 블랙홀의 밀도 무게의 실체는 무엇이냐?"고 질문하면 더 이상 부정할 수 없게 된다.

우주에는 두 가지 진공이 존재하는데 블랙홀이라고 하는 극단적으로 압축된 진공과 암흑에너지라고 하는 압축되지 않은 우주 진공이 존재한다.

그런즉 블랙홀은 암흑에너지를 이루고 있는 원입자(원래부터 있었던 입자)들이 결합하며 더해진 결과로 생겨난 물질이 도로 붕괴 해체되며 맨 마지막으로 남은 원입자들이 극단적으로 압축된 것이다.

우주 공간을 채우고 있는 이 원입자들은 에너지가 있는 곳에 몰리며 결합하는 특징이 있다. 냄비에 물을 끓이려면 열에너지가 발생하기 때문에 원입자들이 몰려들며 물-분자를 이루고 있는 원자들의 크기를 팽창시킨다. 그래서 물량의 부피도 갑자기 커지며 물이 부글부글 끓는 현상으로 나타난다.

뜨거운 물이 식으면 이 원입자들이 도로 빠져나가며 부피가 줄어들 뿐만 아니라 무게도 조금 줄어드는 것을 확인할 수 있다.

그래서 새벽에 차에 휘발유를 넣으면 조금 더 넣는 효과가 있다. 새벽엔 기온이 차기 때문에 휘발유 분자를 이루고 있는 원자들의 크기가 작게 응축되어 있기 때문이다. 이처럼 암흑에너지와 더불어 우주 공간을 채우고 있는 원입자들은 질량과 에너지의 근원이 된다. 우주에너지개발원은 이 우주 입자들을 포집하여 원격전송하는 많은 실험에 성공하였다.

이 우주에너지장에 배터리를 넣었다 꺼내면 10시간 이상 충전되던 것이 20분 이내에 고속 충전될 수 있다. 우주에서 포집된 원입자들이 배터리의 에너지 밀도를 높인 결과이다. 아울러 배터리 수명이 2배 이상 연장되고 효율도 향상된다. 핸드폰도 이 우주에너지장에 넣었다 꺼내면 20% 이상 효율이 향상된 것을 확인할 수 있다.

우리 인체도 배터리와 같다. 인체는 5.5~6V의 생체 전류를 갖고 태어나는데, 노화 과정에 인체 배터리가 방전되면서 여러 질병의 근원이 된다.

그러다 인체가 2.5V 이하로 방전되면 사망에 이른다.

아울러 이 인체도 우주에너지장에서 재충전이 되면 즉 인체 에너지 밀도를 높이면 면역력이 향상되며 건강수명을 획기적으로 늘일 수가 있다.

이 우주에너지를 원격전송하여 인체 에너지 밀도를 높여 놀라운 자연치유도 가능하다는 것을 많은 실험을 통해 확인하고 있다.

이상희 초대 과학기술부 장관님은 건강 상태가 악화되어 지팡이를 짚고 부추김을 받으며 오셨다가, 우주에너지장에서 인체 에너지 밀도를 높이고 지팡이를 버리고 걸을 정도로 좋아지기도 하셨다.

중입자 암 치료를 위해 일본, 독일로 떠나기도 하는데, 이때 치료비만 1억~1억 5천만 원 정도이다. 국내에서는 5~6천만 원 수준이다.

이 중입자 암 치료기는 중입자들로 암세포의 유전자 구조를 파괴하는 방식인데, 우주에너지개발원은 우주 73%를 차지하는 암흑에너지 입자들을 포집하여 통풍의 원인이 되는 요석의 분자구조를 파괴하는데 성공하였다.

그래서 20년 이상 통풍으로 고생하던 회원은 20일 넘게 매일 고기를 먹고 술 맥주를 마시며 실험했지만 더 이상 통풍이 나타나지 않았다.

이런 효과는 많은 통풍 환자들에게서 동일하게 나타나고 있다.

아울러 통풍 환자에게서 가장 빠른 효과를 확인할 수가 있을 것 같다.

이처럼 요석의 분자구조를 분해시킨 경험을 담석 환자에게 적용하자 역시 통증이 사라지는 효과가 있었고, 큰 암 덩어리가 사라지는 효과도 있었다.

암흑에너지 포집 및 원격전송장치의 정보기억과 목적 수행능력은 매우 탁월하다. 이 장치에는 정보 에너지장이 형성되어 있기 때문에 파동 주파수 내용을 해독하여 기억할 뿐만 아니라, 사진과 글자 내용을 해독 및 기억하고 지구 반대쪽까지도 끊임없이 에너지를 보내 목적을 실행할 수 있게 한다.

현재까지 여러 방면으로 실험한 결과 매우 성공적이다.

지금 우리나라는 세계 천체물리학의 변두리에서 후진국 신세를 면치 못하고 있다. 그런데 이 암흑에너지의 진실이 세계 최초로 발표되면 우리나라는 우주 과학의 선진국으로 우뚝 서게 된다.

우주 공간을 채우고 있는 원입자의 진실을 밝히면 블랙홀과 암흑에너지의 진실뿐만 아니라 우주의 23%를 차지하는 암흑물질의 진실도 밝힐 수가 있다.

그리고 우주 탄생의 진실, 은하 형성의 진실, 미시세계의 진실 모두 밝힐 수 있게 된다.

차례

1부 암흑에너지 포집 및 원격전송장치

2부 암흑에너지의 진실

1부

암흑에너지 포집 및
원격전송장치

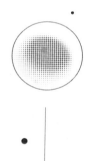
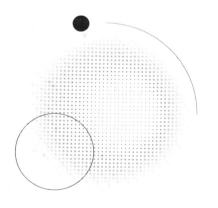

들어가며

　인류가 우주에너지를 사용하기 시작한 건 BC 3천 년 전에 세워진 피라미드부터라고 할 수 있다. 이집트 파라오 왕의 시신이 부패하지 않고 미라로 남아 그 진실을 전하고 있다. 피라미드 안에서는 낡고 무뎌진 면도날도 다시 예리해지며 오래 사용할 수 있게 된다. 분자구조가 바뀌며 일회용 면도날이 100번 이상 면도가 가능할 정도로 강해지는 것이다.

　KBS 뉴스에 방영된 '피라미드의 신비'에서는 영하 40~50℃를 넘는 추위에도 물이 얼지 않는다. 피라미드 밖에서는 물이 금방 얼지만 피라미드 안에서는 며칠이 지나도 물이 얼지 않는 것이다.

　아직 현대과학으로 이 우주에너지의 실체를 밝히지 못하고 있다.

　이처럼 밝혀지지 않은 우주에너지를 암흑에너지라고 한다.

　세계 천체물리학자들은 이 암흑에너지의 진실을 밝힐 단서만 찾아도 노벨상 몇 년 치 몰아주어도 아깝지 않다고 한다. 아울러 이 암흑에너지의 진실을 밝히기 위해 미국과 유럽을 비롯한 선진국들은 수십억 달러 이상의 막대한 자금을 투자하며 경쟁하고 있다.

　원입자는 이 암흑에너지를 이루고 있는데, 우주에너지개발원은 이 우주입자들을 포집하여 배터리 에너지 밀도를 높여 고속 충전이 가능하게 하며, 또 인체 에너지 밀도를 높여 면역력을 향상시키며 건강수명을 늘리고 여러 질병의 자연치유에서도 기적 같은 성과들을 이루고 있다.

　선진국들은 암흑에너지의 진실을 밝힐 단서도 아직 찾지 못하고 있는데, 우주에너지개발원은 암흑에너지의 진실을 세계 최초로 밝혔을 뿐만 아니라, 이 암흑에너지 입자들을 포집하여 이미 자연치유에 사용하기 시작한 것이다.

가장 빠르게 나타나는 효과는 통풍의 원인이 되는 유리 결정체처럼 날카로운 요석의 분자구조를 분해시켜 통증을 사라지게 하는 것이었다. 간에 생긴 담낭의 원인이 되는 담석의 분자구조도 분해시켜 통증을 사라지게 하였다.

중입자 치료기는 가속된 중입자들로 암세포의 유전자 조직을 파괴하는 방법을 사용하는데, 우주에너지개발원은 우주 공간을 채우고 있는 원입자들을 포집하여 요석과 담석의 분자구조를 분해시켜 통증을 사라지게 한 것이다.

요즘 "꿈의 암 치료"로 각광을 받고 있는 중입자 암 치료기는 암세포의 유전자 구조를 파괴하여 치료를 하는데, 암흑에너지를 이루고 있는 원입자들로 그와 같은 치유를 할 수 있는 것이다.

이 장치는 실험용으로 개발된 암흑에너지-원입자 포집 및 원격전송기이다.

그럼 이 장치에서 암흑에너지-원입자들이 포집된다는 것을 어떻게 증명할 수 있을까? 우선 이 장치에서 나타나는 신비의 효과들로 그 증명을 하고자 한다.

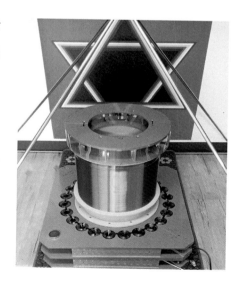

암흑에너지로 배터리 에너지 밀도를 높여 고속 충전이 가능해진다

암흑에너지-원입자 포집 및 원격전송기(피라미드 에너지장)에 자동차 배터리를 20분 정도 넣었다 꺼내면 6시간 이상 충전되던 것이 15분 정도에 고속 충전이 가능해진다.

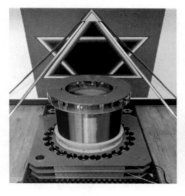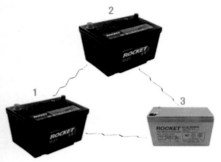

일반 자동차 배터리의 충전 전류는 8A가 맥심원이므로 그 이상의 전류가 투입되면 과열되며 폭발 사고로 이어질 수 있다. 하지만 우주에너지 포집 및 원격전송기에서 20분간 처리된 배터리는 8A 맥심원의 12배 이상인 100A 전류를 투입해도 전혀 열이 발생하지 않는다.

그래서 고속 충전이 가능하다. 10시간 이상 충전되던 리튬배터리도 이 우주에너지 장에 들어갔다 나오면 15분 고속 충전이 가능해진다. 피라미드 안에 설치된 우주에너지 포집 및 원격전송기에서 방출되는 에너지는 배터리 안의 에너지 밀도를 높이며 전자들의 활동을 활성화시킴으로서 이처럼 고속 충전이 가능해지는 것이다. 아울러 배터리 수명도 2배 이상 늘릴 수 있고 효율도 30% 정도 향상시킬 수 있다.

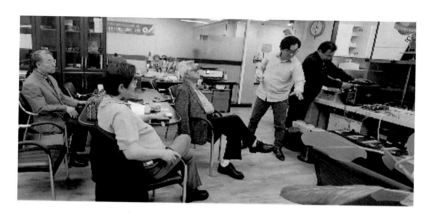

대한민국의 초대 과학기술부 장관을 지내신 이상희(전) 장관님은 우주 에너지 개발원을 방문하시어 '암흑에너지 포집 및 원격전송기'와 배터리 고속 충전 과정을 지켜보고 격려해 주셨다.

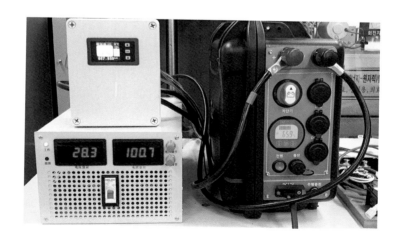

앞의 사진에서 충전기 계기는 28.3V 100.7A 표시되어 있고, 충전기 위에 있는 계기는 배터리 온도 21℃를 나타내고 있다. 배터리 계기는 65.9% 충전 상태를 나타내고 있다. 이처럼 100A 이상으로 고속 충전이 가능하다.

피라미드 에너지장에서
여름 온도가 상승하지 않는다

암흑에너지-원입자 포집 및 원격전송기가 설치된 피라미드 에너지장
은 햇빛이 하루 종일 비치는 베란다 쪽이어서 해마다 여름에는 실내 온
도가 40℃를 오르내렸다. 그래서 여름 동안에는 너무 더워 사람이 머물
형편이 못 되었다.

하지만 피라미드 에너지장을 설치하고 나서는 온도가 오르지 않고 공
기도 정화되어 있기 때문에 오랜 시간 동안 머물러도 괜찮다.

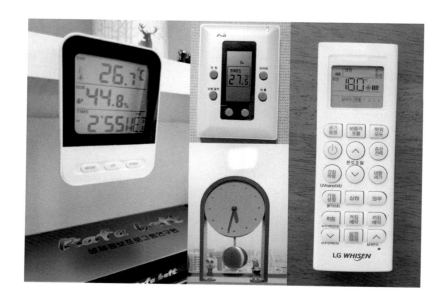

사진에서 왼쪽은 오후 2시 이후의 피라미드 에너지장 온도(26.7℃)이다. 가운데는 본인 집에 있는 실내 온도(27.5℃)이다.

아래 시간은 새벽 5시 33분을 가리키고 있다. 시계 위로 방안에 켜진 형광등이 반사되어 비치고 있다. 오른쪽은 에어컨 리모컨인데 18℃로 설정되어 있다. 퇴근 후 실내 온도는 33℃였고, 새벽 5시 전에는 29℃였다. 그리고 에어컨을 18℃로 설정하고 30분 후에 27.5℃가 되었다.

피라미드 에너지장은 선풍기조차 없지만 전혀 덥지 않다.

피라미드 에너지장에서
물의 에너지 밀도가 상승한다

KBS 뉴스에 방영된 '피라미드의 신비'에서는 영하 40~50℃를 넘는 추위에도 물이 얼지 않는다. 피라미드 밖에서는 물이 금방 얼지만 피라미드 안에서는 며칠이 지나도 물이 얼지 않는 것이다.

그럼 피라미드 에너지장에 있던 물을 얼리면 어떻게 될까?

아래는 그 실험 결과이다.

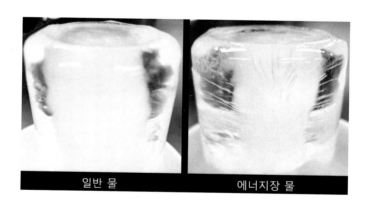

이 사진에서 보는 바와 같이 에너지 밀도가 상승한 물(오른쪽)은 에너지를 내뿜는 것이 보인다. 반면에 일반 물(왼쪽)은 투명하게 얼었다.

1차 원격전송 — 3시간 30분 냉동실험

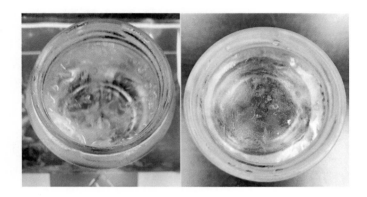

암흑에너지 포집 및 원격전송기 사진을 덮어 영하 35℃의 냉동실에 넣은 물은 살얼음만 살짝 언 반면에, 그냥 흰 종이만 덮어서 냉동실에 넣은 돌덩이처럼 얼었다. 냉동실험은 3시간 30분 동안 진행되었다.

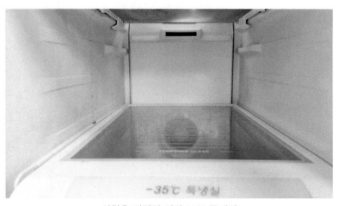

실험을 진행한 영하 35℃ 특냉실

2차 원격전송 — 3시간 45분 냉동실험

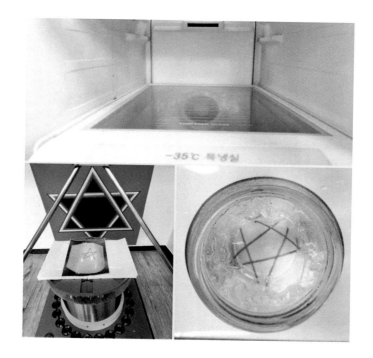

　5각 별을 그린 종이를 물병 위에 덮고 사진을 찍어 암흑에너지 포집 및 원격전송기 위에 놓고, 5각 별 종이를 덮은 물병은 3시간 45분 동안 영하 35℃의 냉동실에 넣었다. 결과 위에만 살얼음이 살짝 얼었다.

　사진은 물병 위에 덮었던 5각 별 종이를 밑에 놓고 찍은 것인데, 살얼음 가운데 5각 별이 투명하게 보인다. 물이 얼지 않은 상태를 확인하기 위함이다.

3차 원격전송 — 3시간 30분 냉동실험

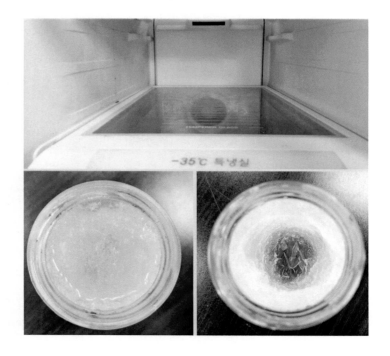

입에 넣을 수 없을 정도로 아주 짠 소금물을 영하 35℃의 냉동실에 3시간 30분 동안 넣었더니 사진에서 보는 바와 같이 두터운 벽을 형성하며 얼었다.

오른쪽 사진은 좀 녹은 상태에서 가운데 물을 쏟아버린 상태이다.

원래 짠 소금물은 잘 얼지 않는데 영하 35℃에서 이처럼 얼어버렸다.

그럼 왜 우주에너지가 원격전송된 물은 잘 얼지 않을까?

그것은 우주에너지가 물 분자를 이루고 있는 원자들의 에너지 밀도를 높였기 때문이다.

4차 원격전송 — 3시간 30분 냉동실험

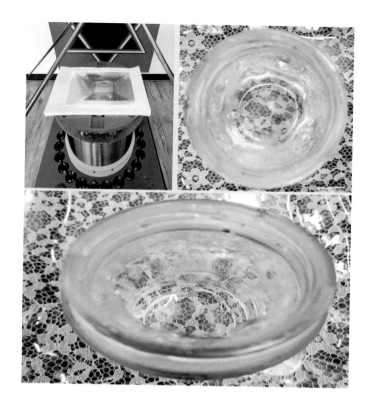

　영하 35℃의 냉동실 사진을 암흑에너지 포집 및 원격전송기 위에 넣고, 그 냉동실 안에 물병을 넣었다. 그런데 실수로 종이도 덮지 않고 그냥 넣었다.

　하지만 결과는 위에 살얼음만 얼고 아래는 얼지 않았다. 아래 사진은 물을 쏟아버리고 찍은 사진인데, 소금물처럼 두터운 얼음벽이 생기지 않았다.

5차 원격전송 — 3시간 50분 냉동실험

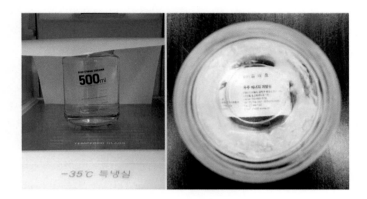

-35℃ 특냉실

암흑에너지 포집 및 원격전송기 옆에 두었던 유리병에 담겨져 있던 물을 영하 35℃ 특냉실에 3시간 50분 동안 넣어둔 결과, 살얼음만 얼고 대부분의 물은 얼지 않았다.

이 병을 비우고 새로 물을 담아서 또 영하 35도 특냉실에 3시간 30분 넣었지만 역시 살얼음만 얼고 대부분의 물은 얼지 않았다.

6차 원격전송 — 3시간 40분 냉동실험

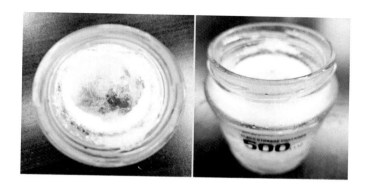

우주에너지장이 냉동실 정보를 기억하고 있다!

암흑에너지 포집 및 원격전송기에 아무런 정보를 주지 않았는데, 물이 돌덩이처럼 얼지 않았다. 왼쪽 사진에서 보듯이 얼음보숭이 상태이다. 가운데 얼음보숭이 물을 비워낸 상태이다. 수돗물로 얼음보숭이를 녹여 내니, 유리 벽으로 5mm 정도의 얼음벽이 붙어 있었다.

지난번에 냉동실 사진을 암흑에너지 포집 및 원격전송기에 넣었던 것이 원인이다. 우주에너지장은 그 정보를 기억하고 있는 것이다.

7차 원격전송 — 3시간 30분 냉동실험

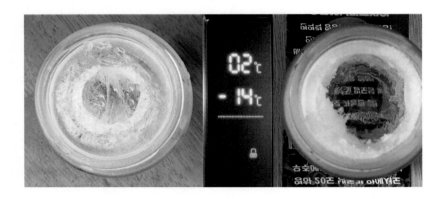

영하 14℃에서 3시간 30분 실험한 결과 왼쪽 병의 물에 비해 오른쪽 병의 물은 덜 얼었다. 물병에 암흑에너지 포집 및 원격전송기 사진이 흐릿하게 처리된 브로서를 올려놓은 결과이다. 뚜껑은 모든 병들을 닫은 상태였다.

8차 원격전송 — 3시간 30분 냉동실험

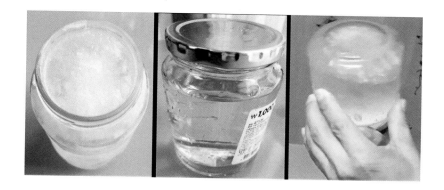

연구원 기술 이사의 집 냉동실에서 5시간 동안 왼쪽은 돌덩이처럼 얼었다.

그리고 가운데 물병을 사진 찍어 다시 냉동실에서 5시간 얼렸는데, 오른쪽 사진에서 보여주듯이 물이 출렁일 정도로 잘 얼지 않았다. 얼음보숭이 상태이다. 오른쪽 사진은 동영상에서 캡처한 것이다.

9차 2중 피라밋 실험

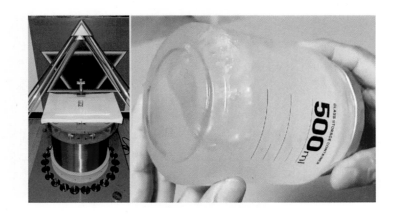

　서울에서 2중 피라밋 구조(왼쪽 사진)를 만들고 경기도 평택에 있는 집 냉장고에서 5시간 얼렸는데, 그의 집에서 1차 실험 때와 비슷한 결과이다. 2중 피라밋 구조에서 좀 더 많은 에너지를 보낼 것으로 기대했는데 뚜렷한 효과가 나타나지 않았다.

10차 원격전송 — 8시간 30분 냉동실험

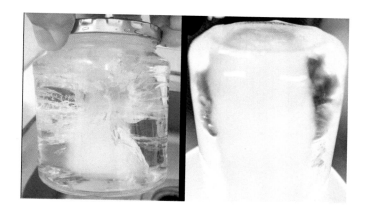

　물을 채운 병 사진을 찍지 않고 그냥 영하 35℃에서 8시간 30분 냉동시킨 결과, 왼쪽 사진에서 보듯이 에너지가 사방으로 뻗친 것이 보인다. 오른쪽 얼음은 맨 처음에 그냥 얼린 것인데 완전히 다른 모습이다. 암흑에너지장이 냉동실의 정보를 기억하고 계속 에너지를 전송하고 있기 때문이다.

11차 원격전송 — 15시간 냉동실험

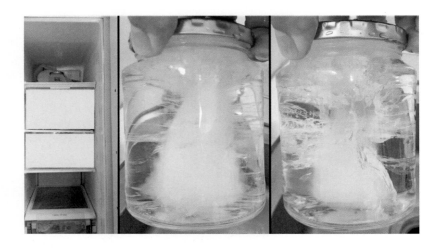

　가운데 물병 얼음은 냉동실 맨 위 칸에서 얼린 것이고, 오른쪽 얼음은 맨 아래 칸에서 10차 실험을 하며 얼린 것이다. 모두 사진을 찍지 않고 얼린 것이다.

　4차 실험 때 냉동실 맨 아래 칸 사진을 우주에너지장(암흑에너지 포집 및 원격전송기) 위에 넣었다가 실험이 끝난 후 그 사진을 꺼내 치웠지만, 우주에너지장은 그 정보를 기억하고 계속 에너지를 보내고 있다. 맨 아래 칸만 아니라 냉동실 전체에 에너지를 보내고 있다. 결과 냉동실 맨 위 칸에서도 가운데 물병 얼음과 같은 결과를 나타냈는데, 맨 아래 칸에 넣었던 오른쪽 물병의 얼음에 에너지가 더 강하게 나타났다.

12차 원격전송 — 24시간 냉동실험

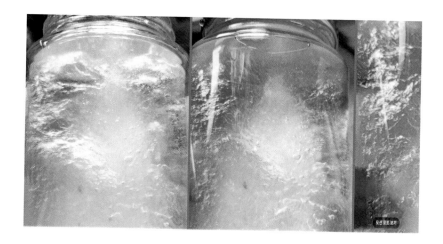

　화성시 서동탄에서 찍은 물병 사진을 서울에 있는 우주에너지장(암흑에너지 포집 및 원격전송기)에 넣고 24시간 얼린 결과이다. 하루 전에 그냥 얼렸을 때는 아무런 문양이 없었는데, 사진을 서울에 있는 우주에너지장에 넣고 얼린 것은 큰 나무와 같은 작품이 나타났다. 자세히 보면 많은 공기 방울이 생겨난 것이 특징이다.

　3장의 사진으로 다양한 모습을 보여주고 있다.

13차 원격전송 — 20시간 냉동실험

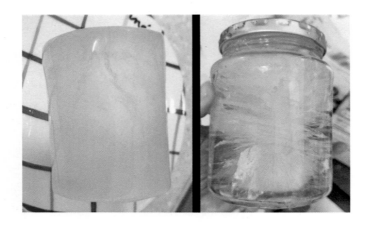

    이 사진들은 조우석 평론가님이 직접 실험하신 결과이다. 왼쪽은 그냥 물을 20시간 얼린 것인데 병은 깨지고 얼음덩어리만 남은 상태이다. 얼음이 투명하지 않고 우유색이 난다. 오른쪽은 사진을 서울에 있는 우주에너지장에 넣고 얼린 것인데, 물이 투명하면서 에너지 형태가 나타난다.

14차 원격전송 — 호주에서 냉동실험

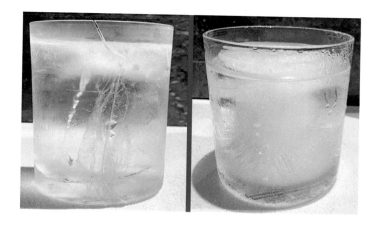

　　왼쪽 사진은 5시간 냉동시켜서 병이 깨진 모습이고, 오른쪽 사진은 서울에 있는 우주-에너지장에 사진을 넣고 나서 10시간 얼린 것이다. 오른쪽은 10시간 냉동시켰음에도 병이 깨지지 않았는데, 얼음에서 에너지가 뿜어나온 것을 확인할 수 있다.

15차 원격전송 — 호주에서 2차 냉동실험

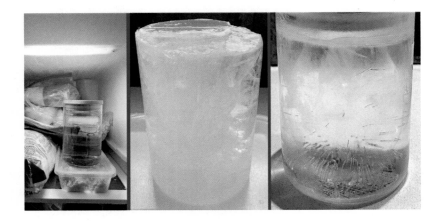

1. 왼쪽 냉동실 사진을 우주에너지장에 넣었다.
2. 가운데 얼음은 10시간 냉동시킨 것인데, 병이 깨지고 얼음만 남은 상태이다.
3. 냉동실 사진을 우주에너지장에서 빼고 하루 후에 오른쪽 물병을 넣고 10시간 냉동시켰다. 그런데 병이 깨지지 않고 얼음만 얼었으며, 에너지 화살 같은 것들이 보인다.

결론1: 가운데 얼음은 우주에너지장에 사진이 있는 상태여서 에너지 밀도가 더 높아지며 병이 깨진 것 같다.

결론2: 오른쪽 얼음은 우주에너지장에 사진이 없는 상태에서 우주에너지장이 이미 기억된 정보로만 에너지를 원격으로 전송했기 때문에 에너지 밀도가 좀 떨어지며 병이 깨지지 않았고, 가운데 얼음에 비해서 에너지 문양도 크게 나타나지 않고 화살 모양의 에너지들만 보이는 것 같다.

16차 '자연치유-파동기'로 원격 전송 — 8시간 냉동실험

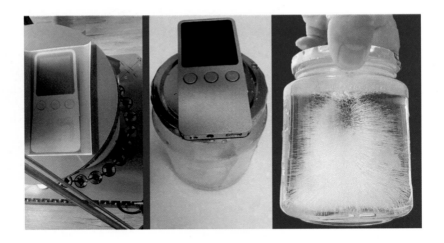

1. (왼쪽) 자연치유-파동기 사진을 우주에너지장에 넣었다.

2. (가운데) 자연치유-파동기를 물병 뚜껑 위에 올려놓고 영하 14℃ 냉
   동실에 넣었다.

3. (오른쪽) 영하 14℃ 냉동실에서 8시간 냉동시킨 결과 우주에너지장에
   서 원격으로 전송된 에너지 문양이 나타났다.

결론: 자연치유-파동기 사진을 우주에너지장에 넣으니, 우주에너지장
은 그 자연치유-파동기 위치를 추적하여 우주에서 포집된 에너지를 원
격으로 전송하여 자연치유-파동기를 올려놓은 병에 담긴 물의 에너지
밀도를 높여 오른쪽 사진과 같은 멋진 작품을 만들어 냈다.

17차 '자연치유-파동기'로 원격 전송 — 8시간 냉동실험(비교)

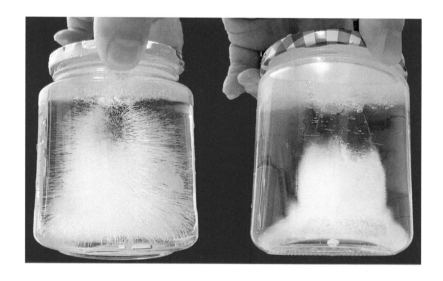

1. (왼쪽) 16차 실험에서 '자연치유-파동기'로 원격 전송하며 8시간 냉동 시킨 얼음 사진이다.

2. (오른쪽) 다른 병에 물을 넣고 자연치유-파동기를 사용하지 않고 동 일한 냉동실의 동일한 자리에서 동일한 시간(8시간) 동안 얼렸더니 1 번과 상반된 모습으로 냉동되었다. 하지만 일반 냉동실에서 얼린 얼 음과는 다른 모습이다. 비록 1번과 같은 에너지 모양이 나타나지 않 았지만, 우주에너지장에서 냉동실을 기억하고 에너지를 보내기 때문 에 이처럼 특이한 모양으로 냉동된 모양을 나타낸 것 같다.

18차 '자연치유-파동기'로 원격 전송 ─ 10시간 냉동 비교실험

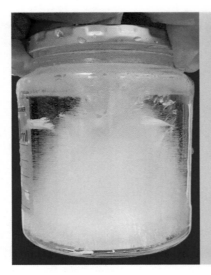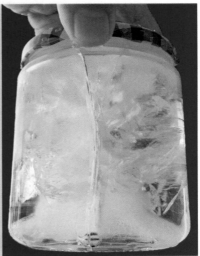

1. 왼쪽은 자연치유-파동기를 물병 뚜껑 위에 올려놓고 10시간 냉동시
   킨 결과이다.

2. 오른쪽은 자연치유-파동기를 사용하지 않고, 1번 물병을 놓았던 자
   리에서 10시간 30분 냉동시킨 결과이다. 물병이 깨지며 1번과 완전히
   다른 모양이긴 하지만 일반 냉동실에서 얼린 얼음과도 다른 모양이
   다. 역시 우주에너지장이 냉동실을 기억하고 우주에서 포집된 에너
   지를 원격으로 전송하여 냉동실의 에너지 밀도를 높인 결과이다.

19차 원격 전송 — 8시간 냉동 비교실험

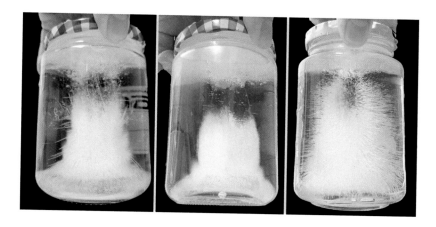

1. 왼쪽은 사진을 찍지 않은 자연치유-파동기를 뚜껑 위에 올려놓고 8 시간 냉동시킨 상태이다. 가운데보다 좀 더 에너지가 있어 보인다.

2. 가운데는 자연치유-파동기를 사용하지 않고 그냥 냉동시킨 상태이다. 역시 우주에너지장이 냉동실을 기억하고 우주에서 포집된 에너지를 원격으로 전송하여 냉동실의 에너지 밀도를 높인 결과이다.

3. 오른쪽은 사진을 찍은 자연치유-파동기를 뚜껑 위에 올려놓고 냉동시킨 얼음 상태이다. 이 자연치유-파동기는 우주에너지장에 넣었다가 꺼낸 것이므로 차이가 큰 것 같다.

(실험은 모두 같은 냉장고의 같은 위치에서 진행되었다.)

20차 원격 전송 — 16시간 냉동 비교실험

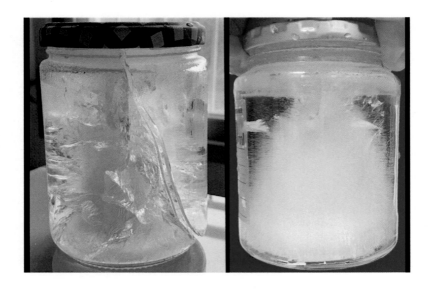

1. 왼쪽은 사진을 찍지 않은 자연치유-파동기를 뚜껑 위에 올려놓고 16 시간 동안 냉동시킨 상태이다. 이 실험은 평택의 냉장고에 진행된 것이고, 19차 실험은 서울에서 진행한 것이다.

2. 오른쪽은 사진을 찍은 자연치유-파동기를 뚜껑 위에 올려놓고 서울 냉장고에서 10시간 냉동시킨 얼음 상태이다. 이 자연치유 파동기도 우주에너지장에 넣었다가 꺼낸 것이므로 차이가 큰 것 같다.

(18차로 실험한 결과를 비교한 것이다.)

인체도 배터리이다

피라미드 에너지장에서 방출되는 에너지가 배터리 안의 에너지 밀도를 높이며 전자들의 활동을 활성화시키는 것과 마찬가지로, 우리 인체의 에너지 밀도를 높이며 세포들의 활동을 활성화시켜 건강수명을 연장할 수 있다.

피라미드 우주 에너지 포집 및 원격 전송기

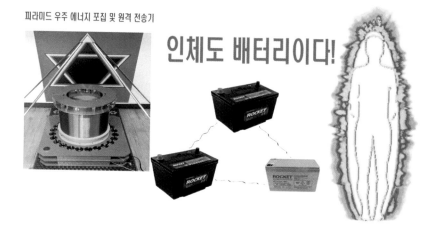

인체도 배터리이다!

아기의 생체 전류는 5.5V~6V인데, 장년에 이르러서는 생체 전류가 3V 정도로 방전된다. 이처럼 우리 몸은 노화될수록 인체가 방전되면서 생체주파수 헤르츠가 떨어지게 되는데, 이와 동시에 면역력도 떨어지면서 치매를 비롯한 노인성 질병들을 유발하게 된다. 그리고 인체가 완전히 2.5V 이하로 방전되면 사망에 이르게 된다.

그러니 이처럼 방전된 인체를 재충전할 수 있다면 회춘도 가능하지 않겠는가?

실제로 노화나 질병으로 방전된 인체의 재충전이 가능하다.

자동차 배터리가 암흑에너지 포집 및 원격전송기(피라미드 에너지장) 근처에 갔다 오면 고속 충전이 가능하듯이 말이다.

이와 마찬가지로 이 에너지장에서 인체의 에너지 밀도가 올라가며 면역력을 상승시켜 준다. 그래서 다리가 저리던 현상이 사라지고, 뇌경색 후유증으로 굳어진 몸도 풀어지는 효과들이 나타나고 있다.

일본의 의학박사인 이시하라 유미는 "체온 1도 올리면 면역력이 5배 높아진다"는 책을 출판하였다. 이시하라 유미는 전직 수상과 의사들을 치료하는 의사로 일본에서 유명한 의학박사이다.

그는 현대 의학을 공부하였지만 한방과 양방 그리고 식이요법을 결합하여 독자적인 치료법을 펼치는 자연의학계의 명의로 잘 알려져 있는데, 그가 병을 이기는 건강법으로 내놓은 요법이 바로 체온 면역 요법이다.

체온 면역 요법의 주 내용은 체온이 1도 올라가면 면역력은 5배로 높아지며, 반대로 1도 떨어지면 면역력이 30% 약해진다는 내용이다.

심부 체온을 올려 면역력을 5배 올려 병원균의 증식을 막을 수 있고, 면역력이 증가하면 현대 사회의 질병인 암과 고혈압, 당뇨와 우울증 그리고 비만 등을 예방할 수 있다는 것이다.

체온이 상승하면 체세포를 이루고 있는 원자들의 운동이 활발해진다. 온도는 곧 에너지이기 때문에 원입자들이 몰려들며 체세포를 이루고 있는 원자들의 운동을 활성화시키는 것이다.

원입자들은 에너지가 있는 곳에 몰려들며 결합하는 특성이 있다.

그래서 물이 담긴 냄비에 불을 지피면 원입자들이 몰려들며 물 분자를 이루고 있는 원자들의 크기를 팽창시킨다. 그것이 물이 부글부글 끓으며 증기로 날아가는 현상으로 나타난다. 어떤 운동 후에 체온도 많이 올라가면 인체에서 증기를 뿜어내는 현상이 나타나는 것도, 원입자들이 몰려들며 체세포를 이루고 있는 원자들의 운동을 활성화시키기 때문이다.

아울러 피라미드 에너지장에서 배터리의 에너지의 밀도가 올라가듯이 인체 에너지 밀도를 올리면 면역력을 향상하여 건강수명을 늘릴 수가 있다.

원격전송 결과

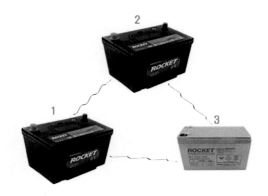

이 3개의 배터리 중에서 1번 배터리만이 피라미드 에너지장에서 처리된 것이다. 그런데 이 1번 배터리에서 전사(방출)되는 에너지에 의해 일반 배터리인 2번 배터리와 3번 배터리도 고속 충전이 가능해진다.

암흑에너지로 처리된 1번 배터리에서 전사되는 에너지에 의해 그 일반 배터리들의 내부 에너지 밀도가 올라가며 전자들의 활동을 활성화시키기 때문이다.

즉, 암흑에너지로 처리된 1번 배터리는 원격으로 2번 배터리와 3번 배터리까지도 고속 충전이 가능하게 한 것이다.

아울러 피라미드 에너지장은 원격전송도 가능하다.

주파수 헤르츠가 맞으면 송수신이 가능하듯이 '우주에너지 포집 및 원격전송기'에서 발생하는 주파수 파동을 같은 주파수의 파동기를 지닌 인체나 동식물에 원격전송이 가능한 것이다.

이 우주에너지 파동이 전사된 콩나물은 일반 콩나물보다 훨씬 빨리 자라고 충남대 농업과학연구소에서 분석한 결과 영양성분도 훨씬 높았다.

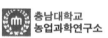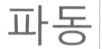

충남대학교
농업과학연구소

34134 대전광역시 유성구 대학로 99 충남대학교 농업과학기술센터 205호
담당자(한소영), 책임자(구자룡), TEL : (042)821-8704~5, FAX : (042)821-8706

검 사 성 적 서

발 급 번 호	21111301		접 수 번 호	21111301
시 료 명	콩나물A			
의뢰인	업체명	생체정보프로그램연구원		
	소재지	서울특별시 양천구 목동로3길 57, 114동 312호(신정동, 양천아파트)		
접 수 년 월 일	2021. 11. 26		검 사 목 적	참고용

검사항목 및 결과

검 사 항 목	단 위	검 사 결 과	비 고
수 분	g/100g	77.63	
조단백질	g/100g	9.74	
조 지 방	g/100g	4.23	
조 회 분	g/100g	1.44	
탄수화물	g/100g	6.96	
유 리 당	g/100g	0.82	
나 트 륨	mg/100g	8.39	
포화지방	g/100g	2.59	
트랜스지방	g/100g	0	
비타민C	mg/100g	3.35	
아스파라긴산	mg/100g	865.28	
레 시 틴	g/100g	0.93	
조사포닌	g/100g	2.46	

위의 내용은 의뢰자가 제공한 시료에 대한 시험 결과이며, 이 시험 성적서는 용도 이외의 선전,
소송, 기타 법적요건으로 사용할 수 없습니다.

2021년 12월 08일

충남대학교 농업과학연구소장

이 검사 성적서는 오른쪽의 일반 콩나물보다 높게 나왔다.

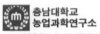

충남대학교 농업과학연구소

34134 대전광역시 유성구 대학로 99 충남대학교 농업과학기술센터 205호
담당자(한소영), 책임자(구지용), TEL : (042)821-8704~5, FAX : (042)821-8706

검 사 성 적 서

발 급 번 호	21111302	접 수 번 호	21111302
시 료 명	콩나물B		
의뢰인 입체명	생체정보프로그램연구원		
소재지	서울특별시 양천구 목동로3길 57, 114동 312호(신정동, 양천아파트)		
접수년월일	2021. 11. 26	검 사 목 적	참고용

검사항목 및 결과

검 사 항 목	단 위	검 사 결 과	비 고
수 분	g/100g	79.79	
조단백질	g/100g	9.00	
조 지 방	g/100g	3.85	
조 회 분	g/100g	1.32	
탄수화물	g/100g	6.04	
유 리 당	g/100g	0.62	
나 트 륨	mg/100g	8.02	
포화지방	g/100g	2.43	
트랜스지방	g/100g	0	
비타민C	mg/100g	2.53	
아스파라긴산	mg/100g	600.81	
레 시 틴	g/100g	0.88	
조사포닌	g/100g	1.19	

위의 내용은 의뢰자가 제공한 시료에 대한 시험 결과이며, 이 시험 성적서는 용도 이외의 선전, 소송, 기타 법적요건으로 사용할 수 없습니다.

2021년 12월 08일

충남대학교 농업과학연구소장

이 성적서는 파동 검사 성적서에 비해 낮은 수치이다.

우주 에너지 파동을 전사한 부화기의 달걀도 10일 만에 깨보니 역시 일반 부화기 달걀보다 혈류 형성이 빨랐으며 충남대 농업과학연구소에서 분석한 결과 영양성분도 훨씬 높았다. 달걀 실험을 2차 진행했지만 결과는 모두 같았다.

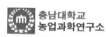

검 사 성 적 서

발 급 번 호	21111304	접 수 번 호	21111304
시 료 명	달걀B		

의뢰인	업체명	생체정보프로그램연구원
	소재지	서울특별시 양천구 목동로3길 57, 114동 312호(신정동, 양천아파트)
접수년월일	2021. 11. 26	검 사 목 적	참고용

검사항목 및 결과

구성아미노산	단 위	검 사 결 과	비 고
아스파르트산	g/100g	1.42	
트레오닌	g/100g	0.70	
세린	g/100g	0.99	
글루탐산	g/100g	1.70	
프롤린	g/100g	0.54	
글리신	g/100g	0.50	
알라닌	g/100g	0.85	
발린	g/100g	0.95	
이소루신	g/100g	0.76	
루신	g/100g	1.27	
티로신	g/100g	0.46	
페닐알라닌	g/100g	0.76	
히스티딘	g/100g	0.36	
라이신	g/100g	1.20	
아르기닌	g/100g	0.91	
시스틴	g/100g	0.47	
메티오닌	g/100g	0.55	
트립토판	g/100g	0.14	

위의 내용은 의뢰자가 제공한 시료에 대한 시험 결과이며, 이 시험 성적서는 용도 이외의 선전, 소송, 기타 법적요건으로 사용할 수 없습니다.

2021년 12월 08일

충남대학교 농업과학연구소장

이 검사 성적서는 아래의 일반 부화기 달걀보다 높게 나왔다.

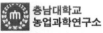

**충남대학교
농업과학연구소**

34134 대전광역시 유성구 대학로 99 충남대학교 농업과학기술센터 205호
담당자(한소영), 책임자(구자룡), TEL : (042)821-8704~5, FAX : (042)821-8706

검 사 성 적 서

발 급 번 호	21111303	접 수 번 호	21111303
시 료 명	달걀A		
의뢰인	업체명	생체정보프로그램연구원	
	소재지	서울특별시 양천구 목동로3길 57, 114동 312호(신정동, 양천아파트)	
접수년월일	2021. 11. 26	검 사 목 적	참고용

검사항목 및 결과

구성아미노산	단 위	검 사 결 과	비 고
아스파르트산	g/100g	1.32	
트레오닌	g/100g	0.59	
세린	g/100g	0.72	
글루탐산	g/100g	1.63	
프롤린	g/100g	0.50	
글리신	g/100g	0.46	
알라닌	g/100g	0.79	
발린	g/100g	0.89	
이소루신	g/100g	0.73	
루신	g/100g	1.17	
티로신	g/100g	0.23	
페닐알라닌	g/100g	0.69	
히스티딘	g/100g	0.34	
라이신	g/100g	1.11	
아르기닌	g/100g	0.77	
시스틴	g/100g	0.38	
메티오닌	g/100g	0.44	
트립토판	g/100g	0.12	

위의 내용은 의뢰자가 제공한 시료에 대한 시험 결과이며, 이 시험 성적서는 용도 이외의 선전,
소송, 기타 법적요건으로 사용할 수 없습니다.

2021년 12월 08일

충남대학교 농업과학연구소장

이 성적서는 파동 검사 성적서에 비해 낮은 수치이다.

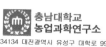

충남대학교 농업과학연구소

34134 대전광역시 유성구 대학로 99 충남대학교 농업과학기술센터 205호
담당자(한소영), 책임자(구자룡), TEL : (042)821-8704~5, FAX : (042)821-8706

검 사 성 적 서

발 급 번 호	2109449-1		접 수 번 호	2109449
시 료 명	달걀A			
의뢰인	업체명	생체정보프로그램연구원		
	소재지	서울특별시 양천구 목동로3길 57, 114동 312호(신정동, 양천아파트)		
접수년월일	2021. 09. 24		검 사 목 적	참고용

검사항목 및 결과

구성아미노산	단 위	검 사 결 과	비 고
아스파르트산	%	1.34	
트레오닌	%	0.62	
세린	%	0.84	
글루탐산	%	1.68	
프롤린	%	0.53	
글리신	%	0.46	
알라닌	%	0.78	
발린	%	0.89	
이소루신	%	0.72	
루신	%	1.18	
티로신	%	0.39	
페닐알라닌	%	0.70	
히스티딘	%	0.34	
라이신	%	1.04	
아르기닌	%	0.81	
시스틴	%	0.45	
메티오닌	%	0.52	
트립토판	%	0.13	

위의 내용은 의뢰자가 제공한 시료에 대한 시험 결과이며, 이 시험 성적서는 용도 이외의 선전,
소송, 기타 법적요건으로 사용할 수 없습니다.

2021년 10월 07일

충남대학교 농업과학연구소장

이 파동 검사 성적서도 일반 부화기 달걀보다 높게 나왔다..

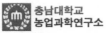

**충남대학교
농업과학연구소**

34134 대전광역시 유성구 대학로 99 충남대학교 농업과학기술센터 205호
담당자(한소영), 책임자(구자룡), TEL : (042)821-8704~5, FAX : (042)821-8706

검 사 성 적 서

발 급 번 호	2109450-1		접 수 번 호	2109450
시 료 명	달걀B			
의뢰인	업체명	생체정보프로그램연구원		
	소재지	서울특별시 양천구 목동로3길 57, 114동 312호(신정동, 양천아파트)		
접 수 년 월 일	2021. 09. 24		검 사 목 적	참고용

검사항목 및 결과

구성아미노산	단 위	검 사 결 과	비 고
아스파르트산	%	1.19	
트레오닌	%	0.58	
세린	%	0.84	
글루탐산	%	1.48	
프롤린	%	0.47	
글리신	%	0.41	
알라닌	%	0.70	
발린	%	0.78	
이소루신	%	0.64	
루신	%	1.05	
티로신	%	0.38	
페닐알라닌	%	0.63	
히스티딘	%	0.30	
라이신	%	0.93	
아르기닌	%	0.75	
시스틴	%	0.39	
메티오닌	%	0.45	
트립토판	%	0.12	

위의 내용은 의뢰자가 제공한 시료에 대한 시험 결과이며, 이 시험 성적서는 용도 이외의 선전,
소송, 기타 법적요건으로 사용할 수 없습니다.

2021년 10월 07일

충남대학교 농업과학연구소장

이 검사 성적서는 파동 검사 성적서에 비해 낮은 수치이다.

이처럼 우주에너지 파동을 전사한 콩나물과 달걀의 영양성분은 일반
콩나물과 달걀에 비해서 높게 나타났다.

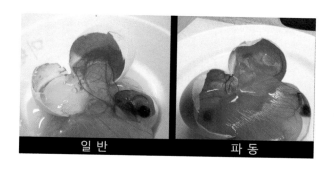

일반 / 파동

이 사진에서 볼 수 있듯이 10일간 부화된 달걀을 깨본 결과 우주에너지 파동을 조사한 달걀은 혈류 형성이 더 빨랐으며, 영양 조성 분석 성적표도 훨씬 높게 나왔다.

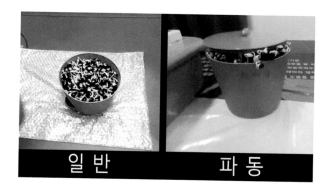

일반 / 파동

사진에서 확인할 수 있듯이 우주에너지 파동을 조사한 콩나물은 싹을 틔운 지 3일 만에 뚜껑을 밀고 올라온 반면에, 일반 콩나물은 아직 뚜껑 아래에서 자라고 있었다.

다음은 늙고 병든 고양이들에게 우주에너지 파동을 조사하며 실험한 내용이다.

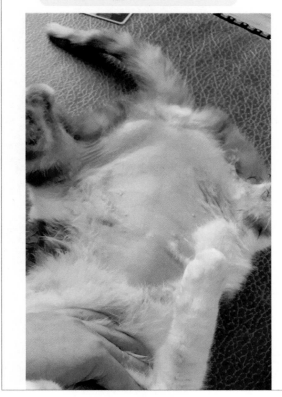

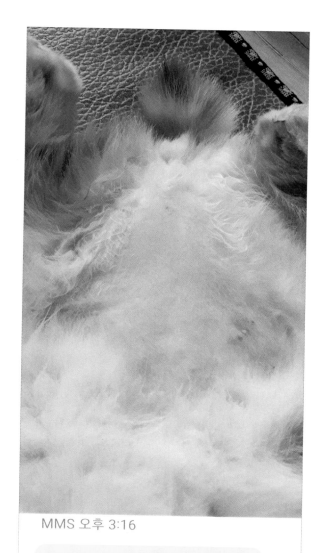

MMS 오후 3:16

꼬리 긴 이쁜이가
큰앤데 많이
심합니다.

오후 3:17

반응나쁘지 않았는데 수면에 방해 안되게 14정도로 소리를 틀어주었습니다. 고양이들이 자기한테 좋은거 아는지 반응이 편안해하여 좋았습니다. 치료가 잘되기를 빌어봅니다. 감사합니다. 좋은주말 되십시요.

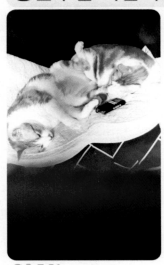

오후 7:56

박사님 너무 감사합니다. 한달에 20만원씩 두달동안 40만원 동물병원에 다니면서 약도 사먹이고 주사도 맞쳤는데 낫지않고 약이 너무 쓴지 마지막에는 다토해서 먹이지도 못하고 큰고양이이쁜이는 피부병5년이 됐고 작은 고양이사랑이는 작년부터 피부병이 생겼습니다. 너무 속상해서 인터넷으로 공유되는 소독약 메디록스로 소독솜에 적셔서 닦아주는데 너무 싫어하는데 낫지도 않고 있어 참 힘들었는데 너무 감사합니다. 좋은밤 되세요.

MMS 오후 9:44

큰형 이쁜이

동생 사랑이

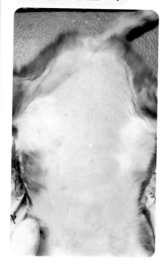 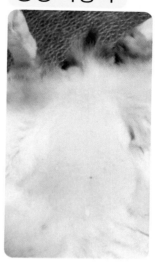

원장님 안녕하세요.
고양이들의
피부병상태를
보냅니다.
현재는 좋습니다.
전체 작은털이
나오고 있습니다.
귀병진드기 걱정은
전혀 걱정안되게
깨끗합니다.

오후 11:59

이처럼 우주에너지는 애완동물 회춘 및 치유에도 탁월한 효과가 있다.

이 같은 결과는 인체에서도 동일하게 나타났다. 배터리의 내부 에너지 밀도를 높이며 전자들의 활동을 활성화시키듯이, 인체 내부 에너지 밀도를 높이며 세포들의 활동을 활성화시킬 수 있기 때문이다. 그 결과 뇌 혈류가 원활해지며 기억력이 빠르게 회복되었다. 아울러 우리 사회의 난제인 치매 문제도 해결할 수 있게 되었다. 무좀이나 습진 같은 것은 눈에 띄게 치유되는 것이 확인되었다.

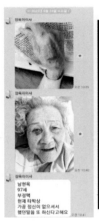
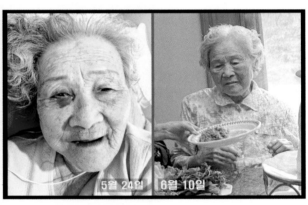

미국에 계신 97세 할머니의 사진을 5월 24일에 우주에너지장에 넣었는데, 6월 10일의 모습은 얼굴의 상처와 손의 상처가 모두 사라진 모습이다.

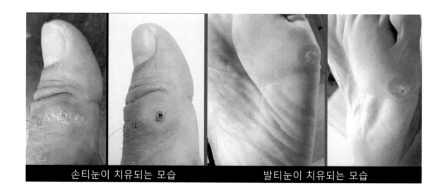

손티눈이 치유되는 모습　　　　　발티눈이 치유되는 모습

손 티눈과 발 티눈이 원격으로 치유되고 있는 모습이다.

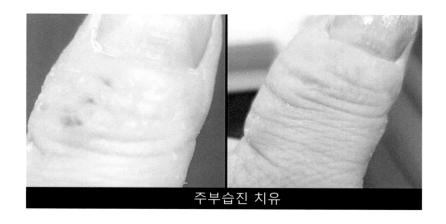

주부습진 치유

오른쪽 사진은 주부습진이 원격으로 치유되고 있는 모습이다.

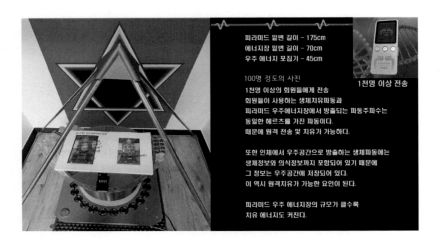

피라미드 밑변 길이 - 175cm
에너지장 밑변 길이 - 70cm
우주 에너지 포집기 - 45cm

100명 정도의 사진
1천명 이상의 회원들에게 전송
회원들이 사용하는 생체치유파동과
피라미드 우주에너지장에서 방출되는 파동주파수는
동일한 헤르츠를 가진 파동이다.
때문에 원격 전송 및 치유가 가능하다.

또한 인체에서 우주공간으로 방출하는 생체파동에는
생체정보와 의식정보까지 포함되어 있기 때문에
그 정보는 우주공간에 저장되어 있다.
이 역시 원격치유가 가능한 요인이 된다.

피라미드 우주 에너지장의 규모가 클수록
치유 에너지도 커진다.

1천명 이상 전송

피라미드 밑변 길이는 175cm, 에너지장 밑변 길이는 70cm, 암흑에너지 포집기 길이는 45cm이다.

이 작은 에너지장에서 100명 정도의 사진과 1,000명 이상의 회원들에게 우주 공간에서 포집된 암흑에너지를 치유에너지로 변환하여 원격전송하고 있다.

주파수 헤르츠가 맞으면 송수신이 가능하듯이 '우주에너지 포집 및 원격전송기'에서 발생하는 주파수 파동을 같은 주파수의 파동기를 지닌 인체에 원격전송이 가능한 것이다.

피라미드 에너지장에 넣은 사진은 눈에 보여지는 모습의 생체정보뿐만 아니라, 눈에 보이지 않는 생체정보와 의식정보까지도 포함되어 있다. 그 사진의 인체에서는 끊임없이 우주 공간으로 생체파동을 방출하고 있는데, 그 생체파동에 있는 생체정보와 의식정보는 원입자들로 이루어진 우주 공간에 저장된다.

원입자들은 그 정보를 전달하는 매질이다. 아울러 피라미드 에너지장과 그 인체는 하나로 연결되어 원격치유도 가능케 한다. 그 사진의 인체가 피라미드 에너지장에서 방출되는 파동과 동일한 헤르츠의 파동기를 몸에 착용하고 있다면 효과는 더 극대화된다.

통풍의 원인 – 요석과 암세포의 유전자를 붕괴시킬 수 있다

최근 꿈의 암 치료기라고도 불리는 중입자 암 치료기는 세계적으로 13대밖에 되지 않는다. 중입자 암 치료를 위해 일본, 독일로 떠나기도 하는데, 이때 치료비만 1억~1억 5천만 원 정도이다. 국내에서는 5~6천만 원 수준이다.

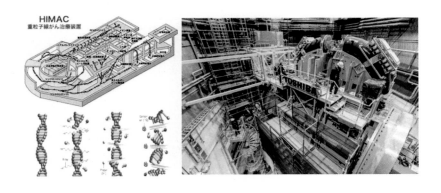

중입자 치료기에서 환자가 치료를 받는 갠트리(Gantry)는 높이 9m, 무게 200t에 육박한다. 이 중입자 치료기는 일본 도시바의 기술로 설계, 제작되었는데, 도입비만 3,500억 원이고 전체적으로 1조 원 정도의 투자가 필요하다고 한다. 중입자 암 치료기는 중입자들로 암세포의 유전자

구조를 파괴하는 방식인데, 우주에너지개발원은 우주 73%를 차지하는 암흑에너지 입자들을 포집하여 통풍의 원인이 되는 요석의 분자구조를 파괴하는 데 성공하였다.

그래서 20년 이상 통풍으로 고생하던 회원은 20일 넘게 매일 고기를 먹고 술 맥주를 마시며 실험했지만 더 이상 통풍이 나타나지 않았다. 이런 효과는 많은 통풍 환자들에게서 동일하게 나타나고 있다. 아울러 통풍 환자에게서 가장 빠른 효과를 확인할 수가 있을 것 같다.

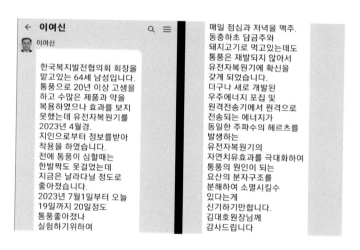

이처럼 요석의 분자구조를 분해시킨 경험을 담석 환자에게 적용하자 역시 통증이 사라지는 효과가 있었다. 그렇다면 암세포의 유전자 분자구조도 붕괴시킬 수 있지 않을까? 사실 가능하다.

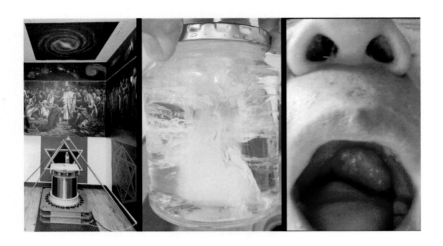

이처럼 우주에너지장에서 원격 전송된 에너지는 냉동실의 얼음도 붕괴시켰는데, 그 에너지로 통풍의 원인-요석 분자구조를 붕괴시켰듯이 암세포의 유전자 분자구조도 붕괴시킬 수 있다.

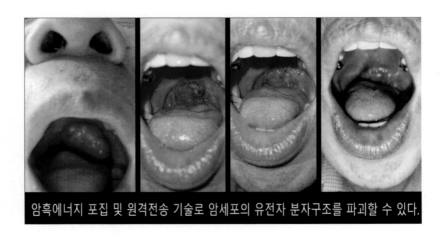

암흑에너지 포집 및 원격전송 기술로 암세포의 유전자 분자구조를 파괴할 수 있다.

이 사진에서 확인할 수 있듯이 암 덩어리가 사라진 자리에 염증이 생겼는데, 이 염증도 점차 사라지며 치유되었다.

파동 입자 이중성과 원입자

현재의 이론은 빛이 입자와 파동의 성질을 모두 갖고 있다고 한다.

이 빛을 만들어내는 원입자도 역시 입자와 파동의 성질을 모두 갖고 있다.

진공을 이루고 있는 원입자는 정보를 전달하는 매질이다.

소리는 공기를 이루고 있는 분자들을 매질로 전해지기 때문에, 공기가 없는 진공에서는 전달이 안 된다. 지구에서 인간의 기술로 아직 완전한 진공을 만들 수 없다. 아무리 진공이라 해도 그중에 공기 분자들이 어느 정도 분포되어 있는 것이다. 그럼에도 그 진공에서 소리는 전달이 되지 않는다. 엉성한 공기 분자들의 분포로는 소리를 전달할 수 없는 것이다.

하지만 빛은 진공을 통과할 수 있다. 그래서 수십억 광년 너머에 있는 별빛도 광활한 우주의 73%를 차지하는 암흑에너지-진공을 통과해 지구에 도달할 수 있다. 이는 진공에 빛을 전달할 수 있는 매질이 있기 때문이다.

대기 중에서 소리가 전달될 수 있는 것이, 그 소리를 전달할 수 있는 매질인 공기 분자들이 있기 때문이듯이 말이다.

이처럼 빛을 전달할 수 있는 매질은 진공을 이루고 있는 입자들이 있다는 물리적 증거이다. 그 매질이 바로 우주의 73%를 차지하는 암흑에너지와 더불어 우주 공간을 꽉 채우고 있는 원입자(원래부터 있었던 입자)

들이다.

아울러 원입자들은 전자기파 주파수 정보를 전달하는 매질로서 물결 형태로 나타나는 동시에 입자라는 이중성을 갖게 되었다.

주파수 파동은 물결 형태이며, 그 파동은 입자들로 이루어져 있기 때문이다.

우주 공간을 이루고 있는 미시세계에서 수많은 정보들이 오가기 때문에, 그 정보들을 전달하는 매질인 원입자들은 파동-물결 형태로 나타나기도 하는 것이다.

관찰자 효과와 원입자

1998년 양자물리학 분야에서 최고의 권위를 자랑하는 이스라엘 와이즈만 과학원에서는 '이중슬릿 실험(Double slit experiment)'을 실시했다.

이것은 미립자의 운동성과 정체성에 대한 실험이었다.

그 결과 관찰자가 바라보는 미립자는 고체 알갱이처럼 움직이지만, 그렇지 않은 미립자는 물결처럼 움직였다. 이것을 발견한 과학자들은 소스라치게 놀랐다. 미립자의 운동성은 관찰자의 생각에 따른 결과물이었기 때문이다.

이는 원입자가 인간의 의도와 소통한다는 것을 의미한다.

원입자는 사람의 생각을 읽어내고, 그에 따라 관측 가능한 입자의 모습으로 나타났다. 이처럼 원입자가 관측 가능한 입자로 나타나려면, 개체의 질량으로는 안 된다. 그 개체질량은 인간의 능력으로 관측이 불가능하기 때문이다.

그러므로 원입자가 관측 가능한 입자로 나타나기 위해서는, 여럿이 뭉쳐서 몸집을 키워야 가능하다. 그런즉, 원-입자는 개체로 존재하다가 관찰자의 의도에 따라 서로 뭉치며, 관측 가능한 입자의 모습으로 나타난 것이다.

양자물리학자인 울프 박사는 그 '관찰자 효과'를 '신이 부리는 요술'이라 부르고, 미립자, 소립자, 에너지로 가득한 우주 공간을 '신의 마음'이라고 하였다.

원입자들이 상대성에 따라 창조적 변화를 거듭하며 아무것도 없던 우주 공간에 찬란한 별들로 수놓고, 이 땅에 아름다운 생명 세계를 펼친 현실을 깨닫는다면, 누구나 울프 박사의 말에 공감하게 될 것이다.

세계적인 물리학 전문지 '물리학 세계'(Physics World)에서는 와이즈만 연구소의 그 실험을 '인류 과학 역사상 가장 아름다웠던 실험'으로 선정했다.

그럼 어떻게 이런 일이 가능할까?

인간의 의식은 체세포를 이루는 원자에서 파동으로 발현되고, 그 파동은 뇌파로 확장되며, 그 정보에 따른 신경전달물질이 생성된다. 아울러 관찰자의 의도에 따라 체세포를 이루는 원자에서 발현된 정보에너지 파동은 원-입자에 전달이 되고, 그에 따른 결과로 나타난다.

이 같은 메커니즘은 식물을 통한 실험들에서도 어렵지 않게 확인할 수 있다.

인간의 의식이 파동으로 변환되었다는 것은, 그 파동이 의식에서 제공된 정보를 갖고 있다는 것이다. 또한 파동은 에너지이다. 그러므로 원입자들에 정보와 함께 에너지를 제공할 수 있다. 때문에 원입자는 그 정보와 에너지를 얻고, 관찰자의 의도에 따른 모습으로 나타날 수 있는 것이다.

양자 얽힘 현상과 원입자

한 번 짝을 이룬 두 입자들은 아무리 서로 떨어져 있다 하더라도, 어느 한쪽이 변동하면 그에 따라 '즉각' 다른 한 쪽이 반응을 보이는 불가사의한 특성을 가지는데, 양자이론에서는 이 두 입자가 서로 '얽혀있다'고 하며 이를 일컬어 '양자얽힘'이라고 한다.

1964년 아일랜드의 물리학자 존 스튜어트 벨(John Stewart Bell)이 이론으로 발표했다. 가령 한 입자의 위치나 운동량, 스핀과 같은 특성을 측정한 순간, 이들이 아무리 멀리 떨어져 있다 하더라도 다른 한 입자의 해당 특성이 '즉시' 바뀌어 입자의 상태를 결정하게 된다는 것이다.

이는 입자가 오직 즉각적인 주위 환경에 의해서만 직접 영향을 받는다는 표준 물리학의 '국소성의 원칙'에 위배된다. 때문에 이 이론은 물리학적 연구가 아니라 철학적 연구라고 여겨졌다. 앨버트 아인슈타인(Albert Einstein)도 우주에서 빛보다 빠른 것은 없다고 주장하면서 이 이론을 "유령 같은 원격작용"이라며 결코 받아들이지 않았다.

2015년 10월 〈네이처〉지에 발표된 논문을 통해 '양자얽힘'이 실재한다는 강력한 증거를 보여주는 실험 결과가 알려졌다. 이 실험은 네덜란드 델프트 공과대학 카블리 나노과학연구소의 물리학자 로날드 핸슨(Ronald Hanson)의 연구팀이 주도했고 스페인과 영국의 과학자들이 참여했다. 연구팀은 델프트 대학 캠퍼스 내부 1.3km 떨어진 거리에 두 개의 다이아몬드를 배치하고 각각의 다이아몬드 전자에 자기적 속성인 '스핀'을 갖도록 했다.

실험 결과는 한 전자가 업 스핀(예를 들어 반시계 방향으로의 회전)일 경우, 다른 전자는 반드시 다운 스핀(시계 방향의 회전)이 된다는 것을 보임으로써 완벽한 상관관계를 입증했다. 물리학자들은 이 실험을 통해 양자역학 실험이 실제로 가능함을 증명했다는 점에 찬사를 보냈고, 과학 저널 〈사이언스(Science)〉지는 이 실험을 2015년 최고의 과학적 성과 중의 하나로 선정했다.

2022년 노벨물리학상을 수상한 존 클라우저는 칼슘 원자의 광자 얽힘 상태가 존재함을 자체 설계한 광원(빛)을 통해 실험으로 증명해 냈다.

클라우저는 3명의 동료 물리학자들과 함께 벨 부등식을 다시 쓴 'CHSH 부등식'을 선보였다. 이처럼 양자얽힘의 실재가 입증되면서 우리가 살고 있는 세계에는 한 공간에서 일어나는 모든 현상은 이와 분리된 다른 공간에서 발생해 영향을 미칠 수 있다는 '비국소성'이 적용되고 있다는 양자역학의 이론이 힘을 얻게 됐다.

클라우저의 실험 이후에는 아스페가 클라우저의 실험에서 부족했던 점을 보완해 칼슘 원자가 '들뜬 상태'에서 '바닥 상태'로 떨어질 때도 얽힌 광자를 방출한다는 것을 발견했고, 자일링거가 양자얽힘 현상을 실제 활용한 실험을 진행해 양자 상태를 한 입자에서 다른 입자로 멀리 이동시키는 '양자 순간이동'이라는 현상을 시연해내며 함께 노벨상 수상의 영예를 안게 됐다.

1998년 미 국방부는 이와 관련된 실험을 위해 사람의 피부를 조금 떼어내어 수백 킬로미터에 떨어진 곳에 두었다. 그리고 피부를 떼어낸 사람과 떼어낸 그 피부에 감지기를 달고 변화를 측정했는데, 놀랍게도 사람이 평온이나 공포를 느끼면 수백 킬로미터 떨어진 곳에 있는 그 떼어낸 피부도 동일하게 평온이나 공포를 느꼈다. 사람이 평온을 느끼면 수백 킬로미터에 떨어진 피부도 함께 평온을 느끼고, 또 공포를 느끼면 동시에 함께 공포를 느꼈던 것이다.

러시아에서도 이와 비슷한 실험을 하였다. 어미 토끼를 새끼들과 떼어놓고 두뇌에 전극을 삽입했다. 그리고 새끼들을 잠수함에 태워 수천 킬로미터 떨어진 북대서양 심해로 데리고 가서 한 마리씩 죽였다.

그러자 새끼가 한 마리씩 죽을 때마다 어미의 뇌파가 크게 치솟으며 동시에 반응을 하였다. 볼 수도 들을 수도 없는 머나먼 거리에서 어미는 새끼의 죽음을 동시에 감지하는 것이었다.

이는 우주 공간에 그 정보를 전달할 수 있는 매질이 있다는 물리적 증거이다.

그 매질이 바로 우주의 73%를 차지하는 암흑에너지와 더불어 우주 공간을 채우고 있는 원입자(원래부터 있었던 입자)들이다.

새끼의 생체가 죽을 때 방출하는 파동 주파수 정보가 우주 공간을 채우고 있는 원입자들을 매질로 수천 킬로미터 떨어진 바닷속에 있는 어미 토끼에게 전달된 것이다.

이처럼 원입자들은 파동 주파수 정보를 전달하는 매질로서 파동 형태로 나타나는 동시에 입자라는 이중성을 갖고 있다.

우주 공간을 이루고 있는 미시세계에서 수많은 정보가 오가기 때문에, 그 정보들을 전달하는 매질인 원입자들은 파동과 입자의 형태를 나타내는 것이다.

파동 주파수와 원입자의 진실

물 파동과학의 선구자인 에모토 마사루 박사는 많은 실험연구를 통해 '물은 답을 알고 있다'는 책을 저술하였는데, 그 책에서 물의 정보기억 상태를 잘 보여주고 있다. 아래 사진은 그 책에 실린 일부 사진들이다.

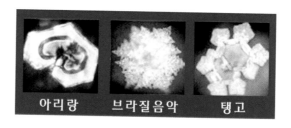

아리랑　　　브라질음악　　　탱고

위 사진에서 보는 바와 같이 물에 여러 음악을 들려주었을 때, 물은 그 음악에 따라 다양한 결정체를 나타냈다.

아리랑 음악을 들려 주었을 때에는 안으로 오그라들며 애절한 형상을 나타냈고, 탱고 음악을 들려 주었을 때에는 두 남녀가 한 쌍을 이루어 춤을 추는 듯한 경쾌한 형상을 나타낸 것이다.

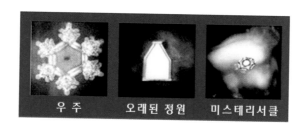

우　주　　　오래된 정원　　　미스테리서클

앞의 사진은 다양한 내용의 글자를 보여주었을 때 나타난 물의 결정체인데, 우주라는 글자를 보여준 물의 결정체에는 가운데 블랙홀과 같은 핵이 보인다.

사실 우주의 은하들에는 중심핵에 블랙홀이 있고, 그 주위에 태양계와 같은 천체들의 그룹이 있는데 그것을 형상한 것이다.

그리고 오래된 정원이란 글자를 보여준 물은, 정말 오래된 정원에 둘러싸인 작은 집과 같은 형상의 결정체를 나타냈다. 또한 미스터리 서클이란 글자를 보여준 물은, 베일에 싸인 무엇을 나타내는 형상의 결정체를 나타냈다.

심장과 두뇌가 없는 식물에 감정이 나타나는 것도 신기한 일이라 할 수 있겠지만, 생명이 없는 무기물에까지 감정이 나타난다는 것은 정말 놀라운 일이 아닐 수 없다.

이 외에도 '예쁘다'와 '아름답다'는 단어를 보여준 물은 예쁘거나 아름다운 모습의 결정을 나타내고, '더럽다'와 '죽여 버릴 거야'라는 단어를 보여준 물은 추하고 징그럽게 일그러진 모습을 한 결정을 나타냈다.

더욱 신기한 것은 물에 일본어뿐 아니라, 영어와 한국어, 중국어로 실험을 해도 동일한 결과가 나왔다는 것이다. 사람도 전문 교육을 받지 않고서는 알아들을 수 없는 외국어를, 물은 이 지구상의 인류가 사용하는 모든 언어를 알아들을 수 있다는 것이다.

성경 기록에 의하면, 원래 인류는 공용어를 사용했다고 한다.

그런 것을 창조주가 인간의 교만과 어리석음을 통제하기 위해, 각 민족 별로 말을 흩뜨려 놓았다는 것이다.

하지만 언어의 표현은 서로 다를지라도, 그 표현들에 담겨있는 의미는 동일하다. 그러니 식물이 인간의 생각을 읽어내고 반응했듯이, 물도 그 글자들에 담긴 인간의 생각을 읽어내고 반응한 것이다. 아울러 이는 인류가 원래 하나의 언어를 사용했음이 사실이라는 물리적 증거이기도 하다.

물 전문가인 에모토 마사루 박사는 물이 인간에게 미치는 영향과 물에 들어있는 정보는 무엇이고, 그 정보를 눈으로 확인할 수 없을까 하고 고민을 하다가, 물을 얼려서 그 결정을 사진으로 찍어 보기로 생각했다고 한다.

그래서 그는 우선 물을 나누어 놓고, 음악이나 다양한 표현의 말을 들려주고, 또 사진이나 글자를 보여주고, 그 물들을 얼려서 사진을 찍었다.

결과 그 내용에 따라 물의 결정이 다르게 나타났다. 사랑과 감사라는 내용의 글을 보여준 물은 아주 아름다운 육각형 결정을 나타냈고, '악마'라는 글을 보여주었을 때는 지옥의 무저갱이와 같은 모습을 나타냈으며, '천사'라는 글자를 보여주었을 때는 천사의 면류관 같은 형상을 나타냈다.

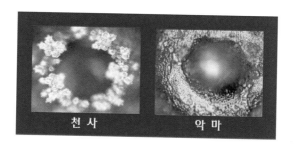

천 사   악 마

사진에서 보는 바와 같이 물은 글자의 내용에 따라 천사의 면류관과 지옥의 무저갱이와 같은 상반된 형상의 결정체를 나타냈다.

미국의 양자 생물학자 라인(Glen Rein)은 물의 정보-에너지장을 연구하였는데, 라만 분광분석에 의하면 '파동 정보'를 전사한 경우, 물의 구조에서는 변화를 관찰할 수 없었으나, 물의 파동 대역에서는 변화가 관찰되었다고 한다.

즉, 파동 정보를 전사한 물은 985cm-1에서 예리한 솟구침이 관찰된다고 한다. 그리고 자외선 분광분석을 한 경우에는, 파동 정보를 전사하지 않은 보통 물에서는 186nm, 196nm 그리고 210nm에서 솟구침을 보이는 반면, "파동 정보"를 전사하면 186nm, 196nm 그리고 210nm 솟구침의 크기가 더 증가할 뿐만 아니라, 350nm 이상의 대역에서 새로운 솟구침이 나타난다고 하였다.

물이 주입된 정보의 지시대로 반응한다는 것이다.

성경에 예수가 성난 파도를 꾸짖어 잠재운 사건이 기록되어 있는데, 신의 능력이라면 충분한 가능한 일이라 할 수 있다. 피조물인 인간의 의지로도 물이 파동을 일으키며 솟구치는데, 창조주의 의지라면 당연히 더 큰 기적을 행할 수 있다는 것이다.

물이 제공 받은 정보에 따라 어떤 결정체를 만들어내고 반응한다는 것은 그렇게 결정체를 만들어내고 반응할 수 있는 에너지가 존재한다는 것이다.

그 에너지는 물 분자를 이루고 있는 원자에서 방출되는 전자기파이다.

전자기파는 전기장과 자기장으로 이루어졌는데, 전기를 띤 입자를 하전입자라고 한다. 아울러 전자기파는 하전입자들로 이루어진 전기장과 자기장으로 이루어졌다. 이 전자기파를 이루고 있는 이루고 있는 입자들은 질량이 있다.

진공을 이루고 있는 원입자도 질량을 갖고 있듯이, 이 원입자들이 결합하여 이루어진 전자기파 입자들도 당연히 질량을 갖고 있다는 것이다.

그렇다면 전자기파를 끊임없이 방출하는 원자의 질량이 감소하여야 한다.

하지만 원자의 질량은 조금도 소실되지 않는다.

그 이유가 뭘까?

우주 공간을 채우고 있는 원입자들은 에너지가 있는 곳에 몰리며 결합하는 특징이 있다. 냄비에 물을 끓이면 열에너지가 발생하기 때문에 원입자들이 몰려들며 물 분자를 이루고 있는 원자들이 크기를 팽창시킨다. 그래서 물의 양이 갑자기 불어나 부글부글 끓으며 증기로 증발한다.

열에너지가 없는 물 분자를 이루고 있는 원자들에 몰려든 원입자들은 광자로 결합하여 전자기파로 방출된다. 원자핵은 끊임없이 회전하며 운동에너지를 발생하기 때문에, 그 에너지를 얻은 원입자들이 몰려들며 광자로 결합하여 전자기파로 방출되는 것이다. 그래서 원자의 질량은 조금도 소실되지 않고 전자기파를 끊임없이 방출할 수 있다.

이때 전자파의 주파수는 원자의 정보에너지장에 의해 결정된다.

1988년 프랑스 파리대학교의 벵브니스트(J. Benveniste)는 이탈리아, 이스라엘, 캐나다 등 4개국의 과학자들과 공동연구를 통하여, 물이 정보를 기억한다는 사실을 발표하였다. 이처럼 물이 정보를 기억한다는 것은 곧 물 분자를 이루고 있는 원자들이 정보에너지장을 갖고 있다는 것이다.

그 정보에너지장이 원자에서 방출되는 파동 주파수를 결정하는 것이다.

즉, 원자의 정보에너지장에 저장된 정보는 그 원자에서 방출하는 파동 주파수에 반영되어 있는 것이다.

원자의 대부분은 빈 공간인데, 원자의 지름은 핵의 10만 배 정도에 이른다.

(원자들의 질량에 따라 그 차이는 있다.)

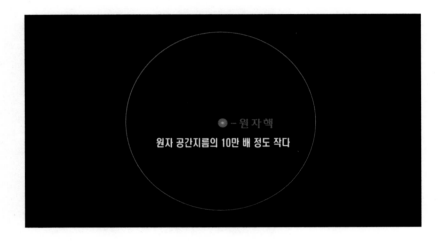

이 이미지는 원자의 빈 공간과 핵의 모습을 상징적으로 보여주고 있다.

여기서 원자의 빈 공간이 야구장 규모로 크다고 가정하면, 핵은 야구 공보다도 훨씬 작은 규모밖에 되지 않는다고 할 수 있다.

그런즉, 원자의 빈 공간은 원입자들로 채워져 있다. 원자의 빈 공간은 진공으로 이루어져 있는데, 그 진공은 원입자들로 이루어져 있기 때문이다. 원입자들은 원자의 빈 공간을 이루고 있는 진공뿐만 아니라, 우주 공간을 채우고 있다.

이 원입자들은 에너지를 얻은 만큼 몰려들기 때문에 원자의 빈 공간을 더 크게 확장 시킬 수 있다. 그리고 전자기파로 방출된다.

원자핵은 끊임없이 회전하는 운동에너지로 우주 공간을 이루고 있는 원입자들을 끌어들여 광자로 결합해 전자기파로 방출하는 것이다.

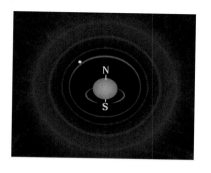

이 이미지는 원자핵과 전자가 회전하며 방출하는 파동에너지와, 원입자들이 몰려들며 광자로 결합하여 방출되는 모습을 상징적으로 보여주고 있다.

이때 전자파의 주파수는 원자의 정보에너지장에 의해 결정된다.

그리고 그 정보에 따라 어떤 결정체를 만들어내거나 반응을 나타낸다.

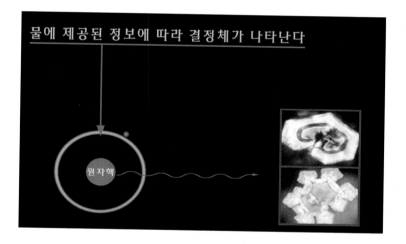

이처럼 물에 제공된 정보는 물 분자를 이루고 있는 원자의 정보에너지장에 저장되고, 그 정보는 원자에서 방출하는 파동 주파수에 반영되어 그 정보에 따라 어떤 결정체를 만들어내거나 반응을 하는 것이다.

암흑에너지 포집 및 원격전송에 의한 에너지 밀도 결과

많은 실험을 통해 암흑에너지 포집 및 원격전송기에서 전송된 에너지에 의해 냉동실 넣은 물의 에너지 밀도가 올라가면서 물이 잘 얼지 않는 것이 확인되었다. 영하 35℃의 특냉동실에서 3시간 30분 동안 그냥 얼린 물은 돌덩이처럼 얼어버리지만, 우주 에너지를 원격전송하여 에너지 밀도를 높인 물은 잘 얼지 않았던 것이다.

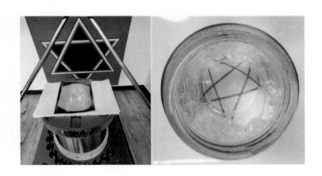

이처럼 오각 별을 그린 종이를 병에 뚜껑 대신 덮고 찍은 사진을 피라미드 에너지장에 올려놓으면, 사진에 있는 물병의 위치를 정확히 추적하여 원격으로 에너지를 전송한다. 그 에너지는 물의 에너지 밀도를 높여 물 분자를 이루고 있는 원자들의 운동을 활성화시키며 열에너지를 발생한다. 그 결과로 영하 35℃의 특냉동실에서 3시간 30분 동안 얼려도 잘 얼지 않는 것이다.

영하 35℃의 특냉동실에서 3시간 30분 동안 그냥 얼린 물은 돌덩이처럼 언다.

동해는 염도가 높기 때문에 겨울에도 잘 얼지 않는다.

하지만 영하 35℃의 특냉동실에서 3시간 30분 동안 얼리면 냉동이 된다.

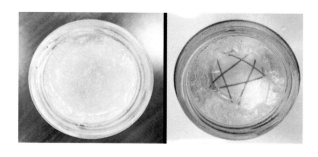

이처럼 영하 35℃에서는 아주 짠 소금물도 3시간 30분 정도 냉동시키면 언다. 반면에 암흑에너지 포집 및 원격전송기에서 전송된 에너지는 물 분자를 이루고 있는 원자들의 운동에너지를 활성화시키며 영하 35℃에서 3시간 30분 정도 냉동시켜도 잘 얼지 않게 한다. 하지만 20시간 이상 얼리면 냉동이 되는데, 그냥 냉동시킨 얼음덩어리와 다른 에너지 형태가 나타난다.

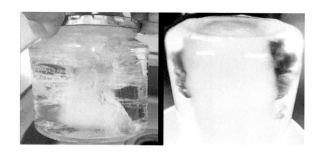

오른쪽은 그냥 냉동시킨 얼음덩어리이고, 왼쪽은 암흑에너지 포집 및 원격전송기에서 전송된 에너지가 나타난 얼음덩어리이다.

암흑에너지 포집 및 원격전송장치의 정보기억과 목적실행 능력

많은 실험을 통해 확인한 결과 암흑에너지 포집 및 원격전송장치의 정보기억과 목적실행 능력은 다음과 같이 나타났다.

(1) 배터리 에너지 밀도를 높여 고속 충전이 가능케 하며 수명을 2배 이상 늘리고 효율을 30% 정도 향상시킬 수 있다.

(2) 인체에너지 밀도를 높여 면역력을 향상시키고, 자연치유력을 높이며 건강 수명을 향상시킬 수 있다.

(3) 우주에너지장은 식품이나 식수를 비롯한 여러 음료수의 에너지 밀도를 높여 건강 기능성을 향상시킬 수 있다.

(4) 각종 의류를 비롯한 물질의 에너지 밀도를 높여 건강 기능성을 향상시킬 수 있다.

(5) 이동하는 물체의 정보를 기억하고 추적하며 에너지를 제공할 수 있다. 예를 들어 우주에너지장에 잠시 10분 정도 두었던 물병을 아주 멀리 이동하여 냉동시키면 원격으로 전송된 에너지가 나타난다. 일반 물을 얼린 것과 확실한 차이가 나는 것이다.

(6) 파동주파수 정보 분석 및 기억 능력이 있다. 암흑에너지 포집 및 원격전송장치(우주에너지장)의 핵심 기술인 파동 주파수 정보는 다

른 어떤 장치로도 판독이 어렵다. 하지만 우주에너지장은 그 정보를 정확히 판독하여 기억하며, 우주에서 포집된 에너지를 치유에너지로 바꾸어 목적실행을 할 수 있다.

(7) 사진의 인물 정보를 판독하고 기억하며 실행하는 능력이 탁월하다. 우주에너지장은 사진의 시각 정보뿐만 아니라, 눈에 보이지 않는 생체 정보까지도 판독하여 기억하며 자연치유를 실행할 수 있다.

(8) 글자 정보를 판독하고 기억하며 실행하는 능력이 탁월하다. 예를 들어 우주에너지장은 사진에 적힌 치유사항을 정확히 판독하여 기억할 뿐만 아니라 자연치유를 실행할 수 있다. 이를 가장 빨리 확인할 수 있는 것이 통풍과 발가락 무좀인데, 사진에 '통풍 치유' 또는 '무좀 치유'라고 쓰면 한 주일 이내에 치유 결과를 확인할 수 있다. 통풍은 하루 사이에도 치유 결과를 확인할 수 있다.

(9) 사진의 위치 추적능력이 탁월하다. 미국에 계시는 98세 할머니를 치유하였듯이 우주에너지장에 사진을 넣어 두면, 우주에너지장은 그 사진의 인물이 지구상 어디에 있든 추적하여 자연치유를 실행할 수 있다.

(10) 정보 및 에너지 원격전송능력이 탁월하다. 이 능력은 냉동실에 있는 물병에 에너지를 원격으로 전송하는 실험들에서 확인되고, 또 미국에 계시는 98세 할머니를 원격치유하는 데서 확인되었다. 아울러 지구 반대쪽에 있는 대상에 정보에너지를 제공하며 목적을 실행할 수 있다.

이 장치에는 자연치유 목적을 가진 주파수의 파동이 있는데, 이 파동은 피라미드 장치에 자연치유 정보-에너지장을 형성한다. 아울러 이 정보-에너지장은 우주 공간에서 포집된 암흑에너지(원입자)를 치유에너지로 바꾸는 역할을 한다.

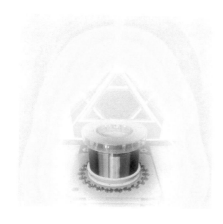

왼쪽 이미지는 암흑에너지 포집 및 원격전송장치를 둘러싼 정보에너지장을 상징적으로 보여주고 있다.

모든 물질은 분자-원자 구조에 따라 서로 다른 성질을 나타낸다.

생명을 건강하게 하는 유익한 물질이 되기도 하는 반면에, 건강을 해치는 유해 물질이 되기도 하는 것이다.

물질 분자를 이루고 있는 원자에서 발현되는 파동의 정보에 따라 그 성질이 결정되는데, 이는 주파수 정보가 TV 화면에 나타나는 것과 같다.

원자는 끊임없이 회전하며 그 운동에너지로 우주 공간을 이루고 있는 원입자들을 포집하여 전자기파로 방출하는데, 그 원자를 둘러싸고 있는 에너지장의 정보는 원자에서 방출되는 전자기파 주파수에 반영된다. 이와 마찬가지로 암흑에너지 포집 및 원격전송장치를 둘러싸고 있는 에너지장의 정보는 이 암흑에너지 포집 및 원격전송기에서 방출되는 파동 주파수에 반영된다.

실험 결과 물(500ml)을 담은 병을 찍은 사진을 암흑에너지 포집 및 원격전송장치에 넣고, 물병을 영하 35℃에서 3시간 30분 동안 얼린 결과

살얼음 정도로만 얼고 잘 얼지 않았다. 사진을 찍지 않고 그냥 얼린 물은 돌덩이처럼 얼은 반면에 말이다.

소금을 매우 짜게 풀어놓은 물도 사진을 찍은 물에 비해 많이 얼었다. 동해 바닷물처럼 염도가 높은 물은 잘 얼지 않는데, 사진을 찍어 암흑에너지 포집 및 원격전송장치에 넣은 물보다 더 많이 언 것이다.

이는 암흑에너지 포집 및 원격전송기에서 사진 정보를 정확히 해독하여 실제 물병을 넣은 냉동실에 에너지를 보내주었다는 물리적 증거이며, 또 그 에너지가 물의 에너지 밀도를 매우 짠 소금물의 염도보다 강하게 높여주었다는 물리적 증거이기도 하다.

영하 35℃ 냉동실 내부를 찍은 사진을 암흑에너지 포집 및 원격전송기에 넣고 실험한 결과, 역시 물이 살얼음 정도만 얼고 잘 얼지 않았다. 피라미드 에너지장에서 원격으로 전송된 에너지가 냉동실의 에너지 밀도를 높인 결과였다.

이 같은 원격전송 효과는 자연치유로 이어졌는데, 미국에 계시는 97세 할머니의 치유 효과가 대표적인 사례라고 할 수 있다.

물론 사진만 가지고도 그 사진의 주인을 찾아가 에너지를 공급하지만 같은 주파수의 파동기를 지니고 있을 경우에는 그 효과를 더욱 높여줄 수 있다. 라디오를 동일한 주파수에서 들을 수 있듯이, 피라미드 에너지장에서 원격으로 전송된 파동은 동일한 헤르츠의 파동을 찾아가 에너지를 제공함으로써 그 효과를 극대화시킬 수 있는 것이다.

여기서 중요한 것은 암흑에너지 포집 및 원격전송(피라미드 에너지장)장치가 파동 주파수 내용을 해독하고 실행하는 능력이 탁월하고, 그에 따라 사진의 인물 정보를 해독하고 실행하는 능력도 탁월하며, 글자 정보를 해독하고 실행하는 능력도 탁월하다는 것이다. 아울러 지구 반대쪽에 있는 대상까지도 에너지를 제공하며 목적을 실행할 수 있다는 것이다. 인간의 능력으로 이것이 가능할까?

　물론 불가능하다. 이는 고등한 두뇌를 가진 인간의 능력을 초월하는 것이라고 할 수 있다. 하지만 인간은 자기 능력을 초월하는 암흑에너지 포집 및 원격전송장치를 만들어낼 수 있다. 신으로부터 부여된 창조적 상상력으로 말이다.

피라미드의 시신은 왜 부패되지 않을까?

경주 왕릉에서 신라의 왕은 부패가 되었는데, 왜 피라미드에 묻힌 이집트 왕들의 시신은 부패되지 않고 미라로 남았을까? 그 답은 무덤의 물리적 형태에 있다.

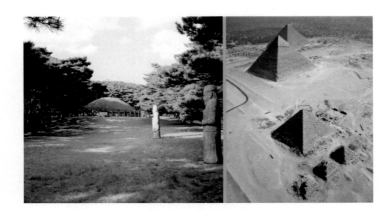

오른쪽 피라미드는 땅의 에너지를 끌어모아 우주로 방출하며, 우주에너지를 포집하는 역할을 한다. 지면 4면체가 꼭짓점으로 모이는 물리적 형태가 그 역할을 한다. 이는 피뢰침의 원리와 같다.

피뢰침의 원리를 이해하기 위해서는 먼저 지구의 전기장과 대기 전기장이라는 개념을 알아야 한다. 지구 전기장은 지구의 표면을 둘러싼 전기적인 영역이며, 대기 전기장은 지구와 대기 사이에서 발생하는 전기장이다.

즉, 구름을 둘러싸고 있는 전기장이다.

지구 전기장을 이루고 있는 하전입자들과 구름을 둘러싸고 있는 하전입자들은 서로 끌어당기는 성질이 있는데, 운동장의 전기장을 이루는 하전입자들은 그 운동장 한가운데 서 있는 나무나 사람의 인체를 타고 올라가 구름을 둘러싸고 있는 전기장의 하전입자들을 끌어들이는 역할을 한다.

때문에 번개가 칠 때 운동장의 한가운데 서 있는 사람은 머리칼이 곤두서며 벼락을 맞을 수 있다. 피뢰침은 이 같은 원리를 이용하여 대기 전기장의 하전입자들을 땅속으로 유도하며, 천둥 번개와 같은 자연적인 현상이 발생했을 때 건축물이나 사람에게 피해가 발생하지 않도록 한다.

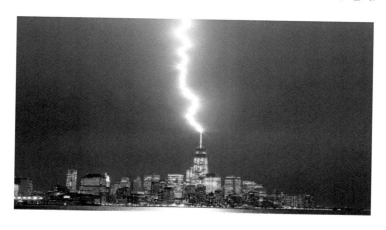

피라미드도 이 같은 원리로 땅의 에너지를 끌어모아 우주로 방출하며, 우주에너지를 포집하는 역할을 하는 것이다.

아울러 우주에서 포집된 에너지는 피라미드 안에 있는 시신의 에너지 밀도를 높여 시신을 이루고 있는 원자들의 운동을 활성화시키며 열을 발생한다. 그래서 시신의 수분 증발을 촉진시켜 미라가 되게 한다.

피라미드 전기장의 실체

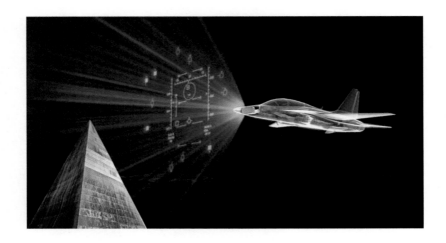

러시아 공군의 레이더 기록에 의하면 피라미드 완공 후 주변을 비행하던 공군 전투기는 자체적으로 전기장을 띤 파동을 감지했다. 이 역시 피뢰침 효과와 비슷하다. 지구 전기장을 이루고 있는 하전입자들과 대기 전기장을 이루고 있는 하전입자들은 서로 끌어당기는 성질이 있는데, 피라미드는 주변의 전기장을 이루는 하전입자들은 끌어들여 꼭짓점으로 방출하며 대기 전기장을 이루고 있는 하전입자들을 끌어들인다. 이 때문에 피라미드는 당연히 전기장을 띤 파동을 방출하게 되는 것이다.

시베리아 피라미드에서 왜 물이 얼지 않을까?

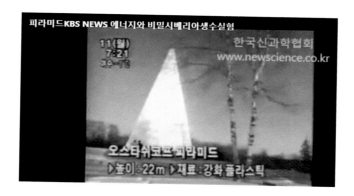

KBS 뉴스로 방영된 이 시베리아 피라미드 안에서는 물이 잘 얼지 않는다.

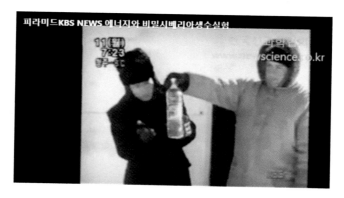

기자는 피라미드 안에서 얼지 않는 물을 확인해 보고 다음과 같이 말했다.

"왜 이런 현상이 일어나는지는 아직 그 누구도 알 수 없습니다."

그런데 그 이유는 아주 간단하다.

피라미드 내부로 포집된 우주에너지는 물의 에너지 밀도를 높이며 물 분자를 이루고 있는 원자들의 활동을 활성화시켜 물이 얼지 않도록 하는 것이다.

피라미드 바깥 온도는 영하 17.5도인 반면에 피라미드 안의 온도는 영하 16도 정도이다. 이는 우주에서 포집된 에너지가 피라미드 내부 공기 분자를 이루고 있는 원자들의 운동을 활성화시켜 이 같은 온도 차이가 생기게 하는 것이다.

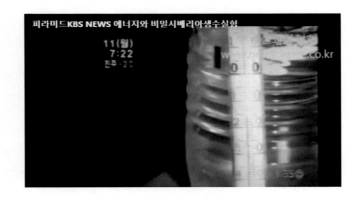

사진은 바깥 온도와 비교하는 피라미드 안의 온도 차이를 보여주고 있다. 이는 피라미드 내부 에너지 밀도가 올라가며 공기분자를 이루고 있는 원자들의 운동을 활성화되면서 발생하는 현상이다. 이 같은 온도 차이는 모든 피라미드에서 동일하게 나타나는데, 아직 현대과학은 이 원인을 알지 못한다.

피라미드 파워의 진실

피라미드(PYRAMID)의 PYR은 그리스어의 PYRO에서 파생된 말로, 이 뜻은 열(熱) 또는 불(火)을 뜻한다. 그리고 AMID라는 말도 그리스어로 MESOS에서 파생된 말로 존재(存在) 또는 중심(中心)과 같은 말로 두 가지 의미를 합쳐서 '타오르는 불의 중심' 또는 '중심에서 타는 불'이라는 뜻이 된다.

체코의 카렐 드르발(Karel Drbal)이라는 무선 기술자는 피라미드 모형을 만들어 1/3 지점에 상자를 놓고 거기에서 여러 실험을 해 본 결과, 과학적으로 피라미드 파워가 존재한다는 것을 증명했다.

그는 실험할 때 반드시 피라미드 안과 밖을 구분하여 동시에 하였는데, 달걀과 우유 그리고 꽃 등을 실험해 보았다고 한다.

실험 결과 신선한 달걀은 탈수 현상이 시작되어 노른자는 표면에서 빨간색으로 변색이 되며 또 흰자의 표면은 점막 상태로 달라지며 노른자의 붉은색이 퍼져가면서 흰자의 점막은 점점 두꺼워져 시간이 지날수록 탈수 현상이 강하게 나타나는 반면 피라미드 밖에 있는 달걀은 피라미드 안에 있는 것과 비교하면 상당한 차이가 있었다고 한다. 10시간이 지나서 냄새를 맡아보면 탈수가 진행 중인 피라미드 안의 달걀은 거의 냄새가 없는 반면에 밖의 달걀은 부패하여 냄새가 나기 시작했다고 한다.

우유도 이와 똑같은 현상을 나타내며 치즈로 변한다고 했다.

그리고 피라미드 안의 꽃은 탈수 현상으로 인해 말린 꽃으로 되어 빨리 시들지 않는다는 사실을 확인했다고 한다.

이 피라미드에서 음식은 오래 보관할 수 있고 물은 깨끗하고 맛있어지며, 우유는 부패하지 않고 치즈가 되고 커피나 술은 맛이 더 좋아지고, 식물은 빨리 자라고 동물은 건강해지고 사람은 두뇌 활동도 향상된다고 한다.

이 같은 피라미드 파워 현상은 1930년대에 서구에서 열풍을 일으켰던 앙투안 보비스(Antoine Bovis)라는 프랑스 사람이 처음으로 주장했었다.

피라미드 형태로 모형을 만들어 네 면을 동서남북에 맞춰놓으면 그 내부 중심의 바닥에서 3분의 1 정도 되는 지점에 에너지가 모여 특별한 일이 발생한다는 이론이다. 앙투안 보비스는 피라미드를 연구하던 중 피라미드 안에서 죽은 길고양이 사체를 발견했는데, 부패하지 않고 수분만 빠져나가 마치 미라처럼 바싹 말라 있었다고 하였다. 앙투안이 이를 신기하게 여겨 조그만 피라미드 모형을 만들고 거기다 이것저것 넣어보니 부패억제, 탈수, 식물의 성장 촉진, 힐링 등 효과가 있었다. 그래서 그는 피라미드 형태가 에너지를 모아주기 때문으로, 이집트 사람들은 이같은 이치를 알고 왕의 시신을 보존할 무덤을 피라미드 형태로 만들었다고 주장했다.

가장 유명했던 것은 면도날 보관 장치인 것 같다.

새로 산 면도날을 다섯 번만 사용하고 피라미드의 1/3 지점의 상자 위에 올려놓고 하룻밤 지나고 난 뒤 면도날을 꺼내어 3번이나 써보았지만 날이 무디어지지 않았으며, 같은 면도날을 피라미드 방법으로 사용해보니 어떤 것은 200회 이상 사용할 수 있었다고 한다.

카렐두르발(K, Drbal)은 이처럼 피라미드 안의 에너지 환경이 면도날의 결정구조를 재생시킨다는 것을 발견하고 면도날 재생용 피라미드를 제품화하여 1959년 체코 특허청으로부터 특허를 받기도 했다. 이뿐만 아니라 러시아의 과학자들은 피라미드 안에서 톱날도 재생된다는 사실을 확인하기도 했다.

그럼 이 같은 피라미드 파워의 비결은 무엇일까?

피라미드는 땅의 에너지를 끌어모아 꼭짓점으로 방출하는 역할을 하는데, 피라미드에서 방출된 에너지는 우주 공간을 채우고 있는 암흑에너지를 끌어들이는 역할을 하기도 한다. 그리하여 피라미드에서 3분의 1지점 이상 공간은 땅의 에너지와 우주 에너지가 가장 응축된 곳이기도 하다.

그 지점에서 물질을 이루고 있는 원자들의 내부 밀도가 가장 많이 올라가며 원자들의 활동 에너지가 극대화된다. 원자들의 그 운동에너지가 피라미드 파워로 나타나는 것이다.

원자와 암흑에너지

원자의 껍데기가 존재하지 않는다면 우리는 사물을 볼 수도 만질 수도 없다. 3차원 세계를 이루고 있는 사물이 생겨날 수도 없다. 이 원자-껍데기 밖에서 전자들이 궤도운동을 하는데, 원자-껍데기 내부는 대부분 빈-공간이다.

이 빈-공간이 야구장이라면 원자의 핵은 야구공보다 작다고 할 수 있다.

원자의 빈-공간은 진공으로 이루어졌는데, 이 진공은 우주의 73%를 차지하는 진공과 같은 진공이다. 바로 그 진공에서 원자가 생겨났기 때문에 원자-껍데기 안의 대부분 빈-공간을 이루고 있는 진공도 원자가 생겨난 진공과 같은 진공인 것이다.

우주의 73%를 차지하는 진공을 암흑에너지라고 한다.

아울러 원자 안의 진공도 암흑에너지이다.

지금 우주의 대부분 공간을 이루고 있는 암흑에너지는 계속 팽창하며 우주 규모를 확장시키고 있는데, 이와 마찬가지로 원자의 대부분 공간을 이루고 있는 진공도 팽창하면서 원자의 부피 규모를 확장시킬 수 있다.

다음 사진처럼 원자의 내부 공간은 팽창하며 원자의 부피를 확장시킬 수 있다. 원자의 핵과 껍데기 밖에서 궤도 운동을 하는 전자들의 크기는 변하지 않고, 원자의 부피 규모만 확장되는 것이다. 이 같은 팽창 현상은 원자에 열에너지를 제공했을 때 일어난다.

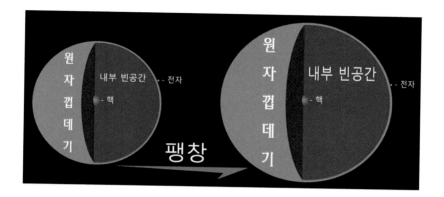

이 원리를 이용하여 열기구를 하늘에 띄우는 것이다. 열에너지에 의해 팽창된 원자들로 이루어진 공기-분자들이 열기구에 들어가면 풍선과 같은 부력이 발생하며 공중에 뜰 수 있다. 그런즉, 열기구 내부에 가열된 원자들로 이루어진 공기-분자들이 들어가듯이, 그 공기-분자를 이루고 있는 원자 내부에 원입자들이 들어간다.

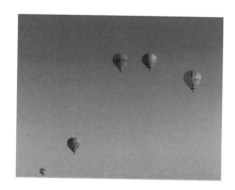

우주의 대부분 공간을 이루고 있는 원입자들은 열에너지가 있는 곳에 몰리는 특징이 있기 때문에, 공기-분자를 이루고 있는 원자들의 부피를 팽창시켜 열기구를 공중에 띄울 수 있는 것이다.

2부

암흑에너지의 진실

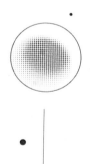

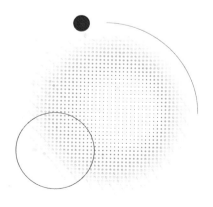

암흑에너지를 이루고 있는 원입자의 진실

0에서는 아무 일도 일어나지 않는다. 또 일어날 수도 없다. 아울러 분명한 진실은 숫자에서 0은 1억 개를 더하여도 0이라는 것이다. 예를 들어 질량이 전혀 없는 부피는 커피잔 크기나 운동장 크기나 상관없이, 그 질량무게는 그냥 0일뿐이라는 것이다.

그런즉, 0에서 1톤의 무게 질량이 생겨났다고 하는 것은, 과일은 과일가게에서 생겨나고, 고기는 정육점에서 생겨나며, 쌀은 밥솥에서 생겨난다고 억지를 부리는 철부지의 주장과 같다. 아울러 아무것도 없는 0에서 무엇이 생겨났다고 하는 것은, 현대물리학의 기본개념인 에너지-질량보존의 법칙과, 상대성 원리 및 이론들을 부정하는 것이 된다.

특수상대성이론에서 에너지와 질량은 동일시되는데, 그것이 다른 형태로 전환해도 그 에너지 총합은 일정하다는 것이 에너지-질량보존의 법칙이다.

그런즉, 에너지가 있다는 것은 곧, 질량이 있다는 것이다.

세상에는 인간의 능력으로 관측 가능한 질량이 있고, 관측이 불가능한 질량이 있다. 하지만 아무리 관측이 불가능한 질량을 가진 입자라 해도, 자기력이나 중력으로 자기 존재를 나타내기도 한다. 아울러 빛은 중력에 반응할 뿐만 아니라, 속도를 통해서도 질량의 근거를 나타낸다. 즉, 빛의 속도는 물속, 대기, 진공에서 모두 다른데, 이는 광자가 질량을 가졌으므로 물질의 저항을 받기 때문이다.

진공과 더불어 우주 공간을 이루고 있는 원-입자의 개체질량은 인간의 능력으로 관측이 불가능하지만, 그 입자들을 극단적으로 압축시켜 놓으면 밀도를 통해 관측이 가능하다. 광자보다 더 가벼운 원-입자도 질량 관측이 가능해지는 것이다.

블랙홀은 광자까지 해체되고 마지막으로 남은 원-입자들이 극단적으로 압축된 진공으로서, 그 밀도는 1㎤당 180억 톤 정도인 것이다.

이처럼 질량이 없는 입자란 존재하지 않는다. 다만 인간의 능력으로 관측이 불가능할 뿐이다. 그런즉, 질량 관측이 불가능한 입자들이 모여서, 질량 관측이 가능한 입자가 되었다.

진공에 에너지를 제공하면 광자가 생겨나는 것을 확인할 수 있다.

그리고 진공에 에너지를 제공하지 않으면 그 광자들은 도로 사라진다.

이는 진공에 광자가 생겨날 수 있는 재료가 있다는 것을 의미한다.

즉, 광자보다 작은 질량을 가진 입자가 존재한다는 것이다.

이 입자를 원-입자라고 한다. 진공을 이루고 있는 이 원-입자들이 에너지를 얻으면, 서로 결합하여 광자로 나타나는 것이다.

서두에 밝혔듯이 아무것도 없는 곳에서는, 아무 일도 일어나지 않는다.

아울러 진공 속에 아무것도 없다면, 우주도 생겨나지 못했을 것이다.

이는 지극히 보편적인 상식이며 불변의 진리이다.

아울러 진공에서 관측 가능한 질량이 생겨났다는 것은, 그 질량을 만든 무언가가 있다는 것이다. 즉, 질량이 1인 원-입자가 있다는 것이다.

만약 이 원-입자의 질량이 0이라면, 1백억 이상을 합쳐도 그 질량은 0이다.

하지만 원-입자의 질량이 1이라면, 그것이 합쳐진 만큼의 질량을 갖게 된다.

중성미자 10억 개 정도가 합해져 1개의 전자가 되고, 그 1,836개의 전자가 모여 원자핵이 되듯이 말이다. 그리고 그 질량만큼 에너지로 나타나게 된다.

아울러 원-입자는 개체 상태에서는 관측 가능한 질량을 갖지 못하지만, 여럿이 뭉쳐서는 비로소 인간이 관측할 수 있는 질량을 갖고 나타난다.

쿼크라고 하는 입자들이 모여 원자핵을 이루고, 수소원자가 모여 질량이 높은 원자를 만들어, 어떤 물질로 나타나듯이 말이다. 우리가 보고 있는 현실은, 그렇게 모두 더하여지며 진화된 것이다.

우주에서 처음부터 100%인 것은 없다.

그것은 하나로부터 더하여진 것이다.

마찬가지로 우리가 늘 마시는 산소도 처음부터 있는 것은 아니다.

그것은 수소원자가 더하여져 생긴 것이다. 수소원자가 더하여져 헬륨이 되고 산소가 되며 질량이 높은 원소들이 생겨났다.

모든 물질을 이루고 있는 원자들에 번호가 있다. 그 번호는 원자핵을 이루는 양성자 수와 일치하는데, 또 그 양성자는 수소원자의 핵인 양성자와 일치한다. 그런즉, 원자 안에 수소원자가 몇 개 들어가 있는가에 따라, 헬륨이 되기도 하고, 산소가 되기도 한다.

1918년, 영국 핵물리학의 아버지로 불리며 노벨상 수상자이기도 한 어니스트 러더퍼드는, 질소에 알파 입자를 충돌시키고 수소원자핵이 나오는 것을 관찰하였다. (사실상, 그는 원자를 쪼개었다.) 그리고 러더퍼드는 그 수소원자 핵이, 질소원자의 핵에서 나온 것이라고 결론지었다.

그는 나중에 수소원자가 가장 가벼운 원소라는 사실과, 다른 모든 원소의 원자량이 대략 수소원자량의 몇 배라는 사실에서, 수소원자 핵은 한 개의 입자이며, 모든 원자핵의 기본적인 구성 요소라고 결론지었다.

아울러 원자들의 족보를 캐보면 모든 원자들이 있기 전에 수소원자가 있었고, 수소원자가 있기 전에 양성자가 있었고, 양성자가 있기 전에, 쿼크입자들이 있었고, 쿼크입자들이 있기 전에 전자가 있었고, 전자가 있기 전에 중성미자가 있었고, 중성미자가 있기 전에 광자가 있었고, 광자가 있기 전에 원-입자가 있었다.

그렇다. 태초에 그 원-입자들이 결합하여 암흑물질이 생겨나고, 그 암흑물질에서 원자를 구성하는 기본입자들이 생겨나 결합하고 진화하며 우주를 형성했다.

그런즉, 원-입자를 알면 우주질량의 실제 진실, 우주의 탄생, 암흑에너지의 진실, 암흑물질의 진실, 우주 팽창의 실제 진실, 블랙홀의 진실, 은하의 기원 및 형성의 진실, 중력의 진실, 미시세계의 진실 등 우주의 모든 비밀을 밝힐 수가 있다.

이 원-입자들은 한때 존재했다가 사라진 것이 아니라, 현재도 우주 공간을 채우고 있으며, 우리와 함께 공존한다. 그리고 상대성에 따라 수시로 무엇이 되어 우리 앞에 나타난다. 다만 우리는 그 현상을 보고 있으면서도 깨닫지 못할 뿐이다. 원-입자는 상대성에 따라 변화무쌍하며 인류문명에 많은 혜택을 주고 있지만, 인류는 그 혜택을 매일 매 순간 누리면서도 깨닫지 못하고 있는 것이다.

우리가 보고 있는 거시세계는, 바로 이 원-입자들로 이루어진 미시세계에서 왔다. 그러므로 원-입자에 대해 깨닫는다는 것은, 미시세계의 전부를 깨닫는 것이며, 아울러 거시세계의 전부를 깨닫는 것과 같다고 할 수 있다.

이제 그 진실에 대하여 과학적으로 낱낱이 밝히고자 한다.

원-입자란?
생겨나지도 사라지지도 않는 위치에너지로서, 원래부터 존재한 입자이다. 그리고 우주에 존재하는 모든 물질이 가진 질량의 근원이다. 즉, 우주의 원천으로서 질량이 하나인 원-입자란 뜻이다.

원-입자 진실을 밝히기 위한 질문사항

1. 0에서는 아무 일도 일어나지 않는다. 또 일어날 수도 없다. 아울러 분명한 진실은 숫자에서 0은 1억 개를 더하여도 0이라는 것이다. 예를 들어 질량이 전혀 없는 부피는 커피잔 크기나 운동장 크기나 상관없이, 그 질량은 그냥 0일뿐이라는 것이다.

현대 우주과학기술로 밝혀진 이 진실을 물리적 증거로 반론할 수 있는가?

2. 특수상대성이론에서 에너지와 질량은 동일시되는데, 그것이 다른 형태로 전환해도 그 에너지 총합은 일정하다는 것이 에너지-질량보존의 법칙이다.

그런즉, 에너지가 있다는 것은 곧, 질량이 있다는 것이다.

현대 우주과학기술로 밝혀진 이 진실을 물리적 증거로 반론할 수 있

는가?

3. 광자가 질량이 없다고 하지만, 사실 질량이 없는 게 아니라, 인간의 능력으로 관측이 불가능할 뿐이다. 빛이 중력장에서 휘어지는 것은, 광자가 질량을 갖고 있기 때문이다.

세상에는 인간의 능력으로 관측 가능한 질량이 있고, 관측이 불가능한 질량이 있다. 하지만 아무리 관측이 불가능한 질량을 가진 입자라 해도, 자기력이나 중력으로 자기 존재를 나타내기도 한다.

아울러 빛은 중력에 반응할 뿐만 아니라, 속도를 통해서도 질량의 근거를 나타낸다. 즉, 빛의 속도는 물속, 대기, 진공에서 모두 다른데, 이는 광자가 질량을 가졌으므로 물질의 저항을 받기 때문이다.

현대 우주과학기술로 밝혀진 이 진실을 물리적 증거로 반론할 수 있는 가?

4. 진공과 더불어 우주무한공간을 이루고 있는 원-입자의 개체질량도 인간의 능력으로 관측이 불가능하지만, 그 입자들을 극단적으로 압축시켜 놓으면 밀도를 통해 관측이 가능하다. 광자보다 더 가벼운 원-입자도 질량 관측이 가능해지는 것이다.

블랙홀은 광자까지 해체되고 마지막으로 남은 원-입자들이 극단적으로 압축된 진공으로서, 그 밀도는 1㎤당 180억 톤 정도인 것이다.

이처럼 질량이 없는 입자란 존재하지 않는다. 다만 인간의 능력으로 관측이 불가능할 뿐이다. 그런즉, 질량 관측이 불가능한 입자들이 모여서, 질량 관측이 가능한 입자가 되었다.

현대 우주과학기술로 밝혀진 이 진실을 물리적 증거로 반론할 수 있는가?

5. 진공에 에너지를 제공하면 광자가 생겨나는 것을 확인할 수 있다.
그리고 진공에 에너지를 제공하지 않으면 그 광자들은 도로 사라진다.
이는 진공에 광자가 생겨날 수 있는 재료가 있다는 것을 의미한다.
즉, 광자보다 작은 질량을 가진 입자가 존재한다는 것이다.
이 입자를 원-입자라고 한다. 진공을 이루고 있는 이 원-입자들이 에너지를 얻으면, 서로 결합하여 광자로 나타나는 것이다.
현대 우주과학기술로 밝혀진 이 진실을 물리적 증거로 반론할 수 있는가?

6. 진공에서 관측 가능한 질량이 생겨났다는 것은, 그 질량을 만든 무언가가 있다는 것이다. 즉, 질량이 1인 원-입자가 있다는 것이다.
만약 이 원-입자의 질량이 0이라면, 1백억 이상을 합쳐도 그 질량은 0이다.
하지만 원-입자의 질량이 1이라면, 그것이 합쳐진 만큼의 질량을 갖게 된다.
중성미자 10억 개 정도가 합해져 1개의 전자가 되고, 그 1,836개의 전자가 모여 원자핵이 되듯이 말이다. 그리고 그 질량만큼 에너지로 나타나게 된다.
아울러 원-입자는 개체 상태에서는 관측 가능한 질량을 갖지 못하지만, 여럿이 뭉쳐서는 비로소 인간이 관측할 수 있는 질량을 갖고 나타난다.

쿼크라고 하는 입자들이 모여 원자핵을 이루고, 수소원자가 모여 질량이 높은 원자를 만들어, 어떤 물질로 나타나듯이 말이다. 우리가 보고 있는 현실은, 그렇게 모두 더하여지며 진화된 것이다. 현대 우주과학기술로 밝혀진 이 진실을 물리적 증거로 반론할 수 있는가?

7. 우주에서 처음부터 100%인 것은 없다.

그것은 하나로부터 더하여진 것이다.

마찬가지로 우리가 늘 마시는 산소도 처음부터 있었던 것은 아니다.

그것은 수소원자가 더하여져 생긴 것이다.

수소원자가 더하여져 헬륨이 되고 산소가 되며 질량이 높은 원소들이 생겨났다.

현대 우주과학기술로 밝혀진 이 진실을 물리적 증거로 반론할 수 있는가?

8. 원자들의 족보를 캐보면 모든 원자들이 있기 전에 수소원자가 있었고, 수소원자가 있기 전에 양성자가 있었고, 양성자가 있기 전에, 쿼크입자들이 있었고, 쿼크입자들이 있기 전에 전자가 있었고, 전자가 있기 전에 중성미자가 있었고, 중성미자가 있기 전에 광자가 있었고, 광자가 있기 전에 원-입자가 있었다. 그렇다. 태초에 그 원-입자들이 결합하여 암흑물질이 생겨나고, 그 암흑물질에서 원자를 구성하는 기본입자들이 생겨나 결합하고 진화하며 우주를 형성했다.

현대 우주과학기술로 밝혀진 이 진실을 물리적 증거로 반론할 수 있는가?

9. 우리가 보고 있는 거시세계는, 원-입자들로 이루어진 미시세계에서 왔다. 그러므로 원-입자에 대해 깨닫는다는 것은, 미시세계의 전부를 깨닫는 것이며, 아울러 거시세계의 전부를 깨닫는 것과 같다고 할 수 있다.

현대 우주과학기술로 밝혀진 이 진실을 물리적 증거로 반론할 수 있는가?

10. 원-입자란 생겨나지도 사라지지도 않는 위치에너지로서, 원래부터 존재한 입자이다. 그리고 우주에 존재하는 모든 물질이 가진 질량의 근원이다.

즉, 우주의 원천으로서 질량이 하나인 원-입자란 뜻이다.

현대 우주과학기술로 밝혀진 이 진실을 물리적 증거로 반론할 수 있는가?

원-입자와 질량의 진실

빅뱅론에 세뇌된 사람들은 우리 인류가 살고 있는 지구가 바늘구멍보다도 지극히 작았다고 하는, 빅뱅-특이점 안에 압축되어 있던 것이라고 한다.

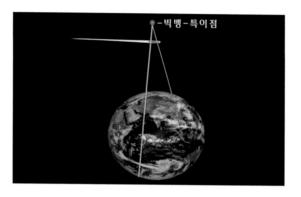

저 하늘의 태양을 비롯한 모든 별들도 그 특이한 점 안에 압축되어 있던 것이라 한다. 현재 우리가 보고 있는 이 세상 만물이, 모두 그 특이한 점 안에 압축되어 있던 것의 부산물들이라는 것이다. 그래서 그 특이점과 지금의 우주질량-무게는 똑같다고 한다.

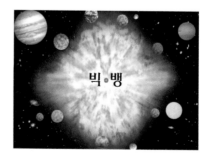

오른쪽 이미지는 빅뱅-특이점에서 튀어나오는 우주의 천체들을 가상으로 보여주고 있다.

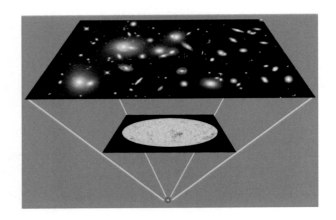

위 이미지는 빅뱅론의 주장대로 바늘구멍보다도 지극히 작은 특이점에서 생겨났다고 하는 초기우주와, 1천억 개 이상의 은하들이 존재하는 지금의 우주 한 조각 부분을 상징적으로 보여주고 있다. 이 모두가 바늘구멍보다도 지극히 작은 한 점 안에서 나왔다는 것이다.

즉, 그처럼 지극히 작은 특이한 점 안에 힉스입자라고 하는 조상이 있었는데, 그 조상으로부터 물려받은 재산(질량)을 가지고 오늘의 우주를 만들었다고 한다. 그래서 몇 해 전에는 전 세계가 그 조상(힉스입자)을 찾았다고 호들갑을 떨었다.

분명 그 입자는 입자가속기에서 만들어낸 인공입자가 맞는데, 신의 입자라고 속이며 대대적으로 선전했다. 분명 그 입자는 몇 해 전에 입자가속기에서 인공적으로 잠깐 생겨났다가 순식간에 사라졌는데, 138억 년 전에 그 특이점 안에 있던 것이라고 속이며 말이다.

그렇게 모두가 속았다. 우리 모두가 무뇌아 취급을 당하며 속고 만 것이다.

이미 수백 가지 이상의 방대하고도 일맥상통한 물리적 증거들로 명명백백히 밝혀졌듯이, 초기우주의 질량은 지금의 우주에 비해 수천억의 수천억 배 이하로 지극히 작았다. 빅뱅론이나 힉스입자이론의 주장대로라면 특이점의 질량과 현재 우주의 질량이 같아야 하는데, 우리 앞에 나타난 우주현실은 전혀 다른 것이다.

빅뱅론에 의하면 그 특이점은 원자핵보다도 작았다고 한다.

이 세상 모든 물질은 원자로 이루어졌다. 그래서 우리 인체도 분해하면 세포가 나오고, 그 세포를 분해하면 분자가 나오고, 그 분자를 분해하면 원자가 나오고, 그 원자를 분해하면 원자핵을 이루는 양성자와 중성자가 나오고, 그 원자핵을 분해하면 쿼크라고 하는 소립자들이 나오고, 그 소립자를 분해하면 전자들이 나오고, 그 전자를 분해하면 중성미자들이 나오고, 그 중성미자를 분해하면 광자들이 나오고, 그 광자를 분해하면 원-입자들이 나온다.

이 원-입자가 진공을 이루고 있는데, 강한 인력을 갖고 있다. 그래서 유리병 속의 공기 분자들을 다 뽑아내면 원-입자만 남게 되는데, 그때 강한 인력을 나타낸다. 그 인력을 이용하여 부항을 뜨며 치료행위를 하는 것이다.

이처럼 원-입자는 흡인력을 갖고 있기 때문에, 진공 속에 어떤 에너지를 제공하면 그 에너지를 흡수하여 서로 결합하며, 그 에너지 값에 해당한 질량을 갖고 나타난다.

그 에너지 값에 따라 광자가 되기도 하고, 전자가 되기도 하며, 그 이상의 질량을 가진 입자가 되기도 한다. 그리고 그 에너지를 상실하는 순간에 즉시 해체되어 원-입자로 돌아간다. 그런즉, 진공 속에서 나타나는 입자들은, 원-입자로부터 질량을 얻는다. 입자가속기의 진공 속에서 인공적으로 생성된 힉스입자의 질량도 이 원-입자로부터 얻은 것이다.

이 진실을 부정하고 싶은 사람도 있겠지만, 그에게 힉스입자의 질량은 어디서 얻었냐고 물으면, 당장 말문이 막혀 버린다. 그는 그 물리적 증거를 영원히 내놓을 수 없기 때문이다. 하지만 원-입자에 대한 물리적 증거는 수백 가지 이상으로 너무도 많다. 아울러 진공 속에서 에너지값에 따라 입자가 나타나는 것은, 간단한 실험을 통해서도 얼마든지 확인할 수 있다.

원-입자란 의미는 원래부터 있었던 입자이고, 우주 만물을 이루는 모든 물질의 질량이 바로 이 원-입자로부터 시작되었다는 뜻이다. 그런즉, 현재 우리가 보고 만지는 이 세상 모든 것은, 이 원-입자가 결합하며 더하여지고 진화되어 나타난 것이다.

원자핵인 양성자를 분해하면 쿼크라고 하는 3개의 소립자(업-쿼크 2개, 다운-쿼크 1개)가 나오고, 그 3개의 쿼크가 분해되면 1,836개 정도의 전자가 나온다. 전자의 질량이 원자핵에 비해 1,836배 작다는 것은 곧, 1,836개의 전자가 모여 원자핵을 이루고 있다는 것이기 때문이다. 그 1개의 전자가 분해되면, 약 10억 개의 중성미자가 나온다. 이 역시 중성미자가 전자보다 10억 배 정도로 질량이 작다는 것은 곧, 그 10억 개 정도의 중성미자가 모여 원자핵을 이루고 있다는 것을 의미하기 때문이다.

다음 그림은 원자핵이 붕괴되는 과정을 상징적으로 보여주고 있다. 입자가속기의 진공 속에서 양성자와 반양성자를 충돌시키면 이같이 붕괴된다.

그런즉, 1조 개 이상의 중성미자가 모여 1,836개 정도의 전자를 만들었고, 그 전자들이 모여 3개의 쿼크를 만들었고, 그 쿼크들이 결합하여 1개의 원자핵을 이루었다.

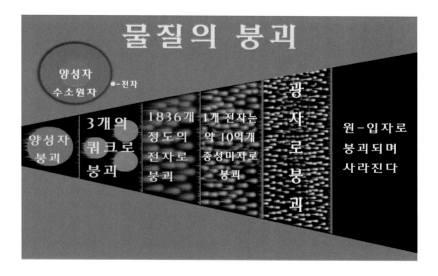

빅뱅론에서 주장하는 특이점이 이 원자핵보다 작았다고 한다.

이 원자핵이 다 분해되고 나면 결국 원-입자에 이른다.

그럼 빅뱅-특이점이 이 원-입자만 했을까?

원-입자들이 압축되면 엄청난 인력을 갖는다. 원-입자로 이루어진 진 공도 흡인력이 강하지만, 그 원-입자들이 극단적으로 압축되면 극단적인 인력을 갖게 되는 것이다. 실제로 질량이 큰 별의 중력은 원-입자들을 압축시킬 수 있다.

원자핵을 3개의 쿼크들로 분해시키고, 또 쿼크들을 1836개 정도의 전 자로 분해시키고, 또 그 전자들을 1조 개 이상의 중성미자로 분해시키 고, 또 그 중성미자들을 광자로 분해시키고, 또 그 광자들을 원-입자로 분해시키며 압축할 수 있다는 것이다. 그렇게 원-입자들이 극단적으로 압축된 진공의 무게는 1㎤당 180억 톤 정도에 이르기도 한다. 바로 이것이 블랙홀이다!

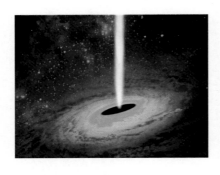

왼쪽 이미지는 블랙홀의 흡인력에 빛이 빨려 들어가며, 엄청난 중력에 의해 광자가 원-입자로 해체되어 사라지는 모습을 상징적으로 보여주고 있다. 블랙홀에서 빛이 존재하지 못하는 것은, 그 빛을 이루는 광자가 해체되었기 때문이다. 또한 블랙홀의 밀도가 1㎤당 180억 톤 정도로 무거운 것은, 광자가 해체되고 마지막으로 남은 원-입자들이 극단적으로 압축되었기 때문이다. 이처럼 빛이 존재하지 않는 검은-홀(블랙홀)은, 거대한 중력에 의해 극단적으로 압축된 원-입자 핵인 것이다.

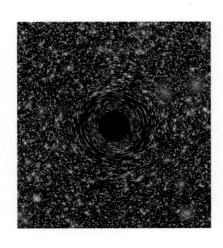

이 이미지(제공-나사)는 은하의 중심에 있는 블랙홀이다. 이처럼 블랙홀에 빛이 존재하지 않는 것은, 그 빛이 되는 광자가 원-입자로 해체되었기 때문인 것이다. 물질을 완전 분해하고 압축시킨 블랙홀의 밀도는 1㎤당 180억 톤 정도가 된다.

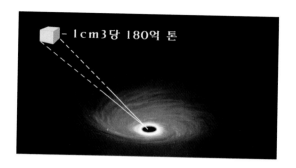

위 이미지에서 보여주는 것처럼 블랙홀의 밀도가 1㎤당 180억 톤이 되다는 것은 곧, 그 1㎤에 극단적으로 압축되어 있는 입자들이 있다는 것이다.

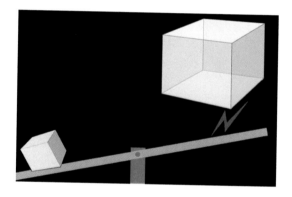

△ 이 이미지는 질량무게의 실체가 있는 작은 박스와, 아무것도 없이 텅 빈 큰 박스의 무게를 상징적으로 보여주고 있다. 이처럼 블랙홀의 밀도가 1㎤당 180억 톤이 된다는 것은 곧, 그 1㎤에 극단적으로 압축되어 있는 실체가 있다는 것이다.

밀도란 일정한 면적이나 공간 속에 포함된 물질이 빽빽한 정도를 뜻한다.

아울러 블랙홀의 1㎤ 속에 빽빽이 들어있는 180억 톤의 입자들은, 원자를 이루고 있던 입자들이 해체되어 극단적으로 압축된 것이다. 그런즉, 블랙홀의 1㎤ 공간 속에 들어있는 입자들은, 원자가 해체된 마지막 입자이다. 그리고 그 마지막 입자는, 원자가 해체되는 마지막 순서에서 광자가 해체된 것이다.

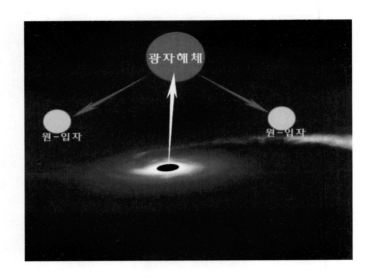

위 이미지는 빛이 존재하지 않는 블랙홀이 광자가 해체된 원-입자 핵이란 것을 상징적으로 보여주고 있다. 이처럼 블랙홀에서 빛이 존재하지 못하는 것은, 그 빛을 이루는 광자가 해체되었기 때문이다. 그런즉, 빛이 존재하지 않는 검은-홀(블랙홀)은 거대한 중력에 의해 압축된 원-입자 핵인 것이다. 이는 현대 우주과학기술로 밝혀진 물리적 증거이다.

질량이란 물리학에서 물질이 가지고 있는 고유한 양을 일컫는 말이다.

질량의 단위는 킬로그램(kg)이다.

그런즉, 블랙홀에 질량이 있다는 것은 곧, 그 질량이 되는 실체가 있다는 것이다. 그리고 그 실체는 원자가 해체되고, 양성자-중성자를 이루는 소립자(쿼크)들이 해체되고, 그 소립자를 이루는 전자들이 해체되고, 그 전자를 이루는 중성미자들이 해체되고, 그 중성미자를 이루는 광자들이 해체되고 마지막으로 남은 원-입자들의 압축된 질량이다.

만약 이 진실조차도 부인하고 싶은 사람에게 "그럼 블랙홀의 질량을 이루는 실체는 무엇이냐?"고 묻는다면, 그는 영원히 그 답을 말할 수 없을 것이다.

그 진실은 오로지 원-입자 하나이기 때문이다.

블랙홀의 밀도는 은하나 천체의 중력이 크다고 해서, 더 이상 압축되지도 않는다. 다만 천체의 크기에 따라 블랙홀의 질량이 더 커질 뿐이다. 그래서 블랙홀의 밀도는 은하나 천체의 총질량에 상관없이 1㎤당 180억 톤 정도가 된다.

우리은하의 중심에는 태양질량의 460만 배 정도에 달하는 거대질량의 블랙홀이 있고. 그 주위의 구상 성단에도 많은 소규모 블랙홀들이 있다. 그렇게 우리은하에는 약 1억 개 정도의 블랙홀들이 있다. 태양질량보다 20~30배 이상 큰 별들은 블랙홀로 진화할 수 있기 때문에, 은하에는 많은 블랙홀들이 있는 것이다. 아울러 태양질량의 수백만 배에 달하는 질량을 가진 거대한 블랙홀의 밀도나, 태양질량의 수십 배 질량을 가진 소규모 블랙홀의 밀도는 1㎤당 180억 톤 정도로 동일하다. 그 블랙홀들의 질량은 비록 수백만 배 이상의 큰 차이가 있을지라도, 1㎤당 180억 톤 정도의 밀도는 같은 것이다.

우리은하 중심에 존재하는 블랙홀의 질량은 태양의 460만 배 정도에 달하는데, 우리은하의 이웃인 안드로메다은하 중심에는 태양질량의 1억 배인 블랙홀이 존재하고 있다.

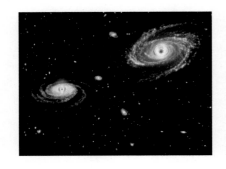

이 이미지는 우리은하(왼쪽)의 이웃인 안드로메다은하(오른쪽)와, 그 주위에 있는 수많은 은하들을 상징적으로 보여주고 있다. 이 은하들마다 많은 블랙홀들을 품고 있는데, 지구에서 3억 2,000만 광년 떨어진 곳에 있는 은하(NGC 3842)에는 태양질량의 100억 배인 블랙홀이 있다. 그리고 그 블랙홀의 밀도는 1㎤당 180억 톤 정도이다. 이처럼 블랙홀들의 질량은 모두 다르지만, 블랙홀들의 밀도는 그 질량의 크기에 상관없이 1㎤당 180억 톤 정도이다.

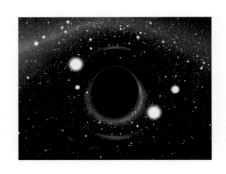

이 블랙홀(나사 제공)의 질량은 태양의 180억 배가 되지만, 밀도는 1㎤당 180억 톤 정도이다. 블랙홀의 밀도는 우주에서 입자들이 압축될 수 있는 마지막 한계인 것이다. 그런즉, 블랙홀의 밀도는 곧 원-입자들의 밀도이며, 블랙홀의 질량은 곧 원-입자의 무게인 것이다.

10킬로 이상의 뜨거운 물을 큰 통에 넣고 증기가 빠져나가지 못하게 봉인한 후에 식히면, 부피가 줄어드는 것과 함께 약간의 질량무게도 작아진 것을 확인할 수 있다. 이는 물 분자를 이루고 있는 원자들을 팽창시켰던 원-입자들이 열에너지를 잃으며 도로 빠져나갔기 때문이다.

이때 원-입자들이 몰려든 부피와 질량은 물의 양과 온도에 비례한다.

물이 뜨거울수록 많은 원-입자들이 몰려들기 때문이다.

한국석유관리원 실험 결과를 보면, 온도가 $1^\circ C$ 오를 때마다 휘발유의 부피가 0.11%씩 팽창한다. 온도가 오르는 만큼 원-입자들이 몰리며 부피를 팽창시키는 것이다. 그래서 온도가 낮은 아침에 주유하면, 기름을 조금 더 넣는 것과 같은 효과가 발생한다. 그런즉, 원-입자는 질량의 근원이 된다.

원-입자 진실을 밝히기 위한 질문사항

11. 빅뱅론에 세뇌된 사람들은 우리 인류가 살고 있는 지구가 바늘구멍보다도 지극히 작았다고 하는, 빅뱅-특이점 안에 압축되어 있던 것이라고 한다.

저 하늘의 태양을 비롯한 모든 별들도 그 특이한 점 안에 압축되어 있던 것이라 한다. 현재 우리가 보고 있는 이 세상 만물이, 모두 그 특이한 점 안에 압축되어 있던 것의 부산물들이라는 것이다. 그래서 그 특이점과 지금의 우주질량-무게는 똑같다고 한다.

하지만 이 주장은 물리적 증거가 전혀 없는 허구이다.

현대 우주과학기술로 밝혀진 이 진실을 물리적 증거로 반론할 수 있는가?

12. 이미 수백 가지 이상의 방대하고도 일맥상통한 물리적 증거들로 명명백백히 밝혀졌듯이, 초기우주의 질량은 지금의 우주에 비해 수천억

의 수천억 배 이하로 지극히 작았다. 빅뱅론이나 힉스입자이론의 주장대로라면 특이점의 질량과 현재 우주의 질량이 같아야 하는데, 우리 앞에 나타난 우주현실은 전혀 다른 것이다.

현대 우주과학기술로 밝혀진 이 진실을 물리적 증거로 반론할 수 있는가?

13. 이 세상 모든 물질은 원자로 이루어졌다.

그래서 우리 인체도 분해하면 세포가 나오고, 그 세포를 분해하면 분자가 나오고, 그 분자를 분해하면 원자가 나오고, 그 원자를 분해하면 원자핵을 이루는 양성자와 중성자가 나오고, 그 원자핵을 분해하면 쿼크라고 하는 소립자들이 나오고, 그 소립자를 분해하면 전자들이 나오고, 그 전자를 분해하면 중성미자들이 나오고, 그 중성미자를 분해하면 광자들이 나오고, 그 광자를 분해하면 원-입자들이 나온다.

현대 우주과학기술로 밝혀진 이 진실을 물리적 증거로 반론할 수 있는가?

14. 원-입자들로 이루어진 진공은 강한 인력을 갖고 있다. 그래서 유리병 속의 공기 분자들을 다 뽑아내면 원-입자만 남게 되는데, 그때 강한 인력을 나타낸다. 그 인력을 이용하여 부항을 뜨며 치료행위를 하는 것이다.

이처럼 원-입자는 흡인력을 갖고 있기 때문에, 진공 속에 어떤 에너지를 제공하면 그 에너지를 흡수하여 서로 결합하며, 그 에너지 값에 해당한 질량을 갖고 나타난다.

그 에너지 값에 따라 광자가 되기도 하고, 전자가 되기도 하며, 그 이상의 질량을 가진 입자가 되기도 한다. 그리고 그 에너지를 상실하는 순간에 즉시 해체되어 원-입자로 돌아간다. 그런즉, 진공 속에서 나타나는 입자들은, 원-입자로부터 질량을 얻는다. 입자가속기의 진공 속에서 인공적으로 생성된 힉스입자의 질량도 이 원-입자로부터 얻은 것이다.

이 진실을 부정하고 싶은 사람도 있겠지만, 그에게 힉스입자의 질량은 어디서 얻었냐고 물으면, 당장 말문이 막혀 버린다. 그는 그 물리적 증거를 영원히 내놓을 수 없기 때문이다.

하지만 원-입자에 대한 물리적 증거는 수백 가지 이상으로 너무도 많다. 아울러 진공 속에서 에너지값에 따라 입자가 나타나는 것은, 간단한 실험을 통해서도 얼마든지 확인할 수 있다. 현대 우주과학기술로 밝혀진 이 진실을 물리적 증거로 반론할 수 있는가?

15. 원-입자란 의미는 원래부터 있었던 입자이고, 우주 만물을 이루는 모든 물질의 질량이 바로 이 원-입자로부터 시작되었다는 뜻이다. 그런즉, 현재 우리가 보고 만지는 이 세상 모든 것은, 이 원-입자가 결합하며 더하여지고 진화되어 나타난 것이다.

현대 우주과학기술로 밝혀진 이 진실을 물리적 증거로 반론할 수 있는가?

16. 원자핵인 양성자를 분해하면 쿼크라고 하는 3개의 소립자(업-쿼크 2개, 다운-쿼크 1개)가 나오고, 그 3개의 쿼크가 분해되면 1,836개 정도의 전자가 나온다. 전자의 질량이 원자핵에 비해 1,836배 작다는 것은 곧,

1,836개의 전자가 모여 원자핵을 이루고 있다는 것이기 때문이다. 그 1개의 전자가 분해되면, 약 10억 개의 중성미자가 나온다. 이 역시 중성미자가 전자보다 10억 배 정도로 질량이 작다는 것은 곧, 그 10억 개 정도의 중성미자가 모여 원자핵을 이루고 있다는 것을 의미하기 때문이다.

현대 우주과학기술로 밝혀진 이 진실을 물리적 증거로 반론할 수 있는가?

17. 원-입자들이 압축되면 엄청난 인력을 갖는다. 원-입자로 이루어진 진공도 흡인력이 강하지만, 그 원-입자들이 극단적으로 압축되면 극단적인 인력을 갖게 되는 것이다.

실제로 질량이 큰 별의 중력은 원-입자들을 압축시킬 수 있다.

원자핵을 3개의 쿼크들로 분해시키고, 또 쿼크들을 1836개 정도의 전자로 분해시키고, 또 그 전자들을 1조 개 이상의 중성미자로 분해시키고, 또 그 중성미자들을 광자로 분해시키고, 또 그 광자들을 원-입자로 분해시키며 압축할 수 있다는 것이다.

그렇게 원-입자들이 극단적으로 압축된 진공의 무게는 1㎤당 180억 톤 정도에 이르기도 한다. 바로 이것이 블랙홀이다!

현대 우주과학기술로 밝혀진 이 진실을 물리적 증거로 반론할 수 있는가?

18. 블랙홀에서 빛이 존재하지 못하는 것은, 그 빛을 이루는 광자가 해체되었기 때문이다. 또한 블랙홀의 밀도가 1㎤당 180억 톤 정도로 무거운 것은, 광자가 해체되고 마지막으로 남은 원-입자들이 극단적으로

압축되었기 때문이다. 이처럼 빛이 존재하지 않는 검은-홀(블랙홀)은, 거대한 중력에 의해 극단적으로 압축된 원-입자 핵인 것이다.

현대 우주과학기술로 밝혀진 이 진실을 물리적 증거로 반론할 수 있는가?

19. 밀도란 일정한 면적이나 공간 속에 포함된 물질이 **빽빽한** 정도를 뜻한다. 아울러 블랙홀의 1㎤ 속에 **빽빽이** 들어있는 180억 톤의 입자들은, 원자를 이루고 있던 입자들이 해체되어 극단적으로 압축된 것이다. 그런즉, 블랙홀의 1㎤ 공간 속에 들어있는 입자들은, 원자가 해체된 마지막 입자이다. 그리고 그 마지막 입자는, 원자가 해체되는 마지막 순서에서 광자가 해체된 것이다.

현대 우주과학기술로 밝혀진 이 진실을 물리적 증거로 반론할 수 있는가?

20. 질량이란 물리학에서 물질이 가지고 있는 고유한 양을 일컫는 말이다.

질량의 단위는 킬로그램(kg)이다. 그런즉, 블랙홀에 질량이 있다는 것은 곧, 그 질량이 되는 실체가 있다는 것이다.

그리고 그 실체는 원자가 해체되고, 양성자-중성자를 이루는 소립자(쿼크)들이 해체되고, 그 소립자를 이루는 전자들이 해체되고, 그 전자를 이루는 중성미자들이 해체되고, 그 중성미자를 이루는 광자들이 해체되고 마지막으로 남은 원-입자들의 압축된 질량이다.

현대 우주과학기술로 밝혀진 이 진실을 물리적 증거로 반론할 수 있

는가?

21. 블랙홀의 밀도는 은하나 천체의 중력이 크다고 해서, 더 이상 압축되지도 않는다. 다만 천체의 크기에 따라 블랙홀의 질량이 더 커질 뿐이다.

아울러 태양질량의 수백만 배에 달하는 질량을 가진 거대한 블랙홀의 밀도나, 태양질량의 수십 배 질량을 가진 소규모 블랙홀의 밀도는 1㎤당 180억 톤 정도로 동일하다. 그 블랙홀들의 질량은 비록 수백만 배 이상의 큰 차이가 있을지라도, 1㎤당 180억 톤 정도의 밀도는 같은 것이다.

블랙홀의 밀도는 우주에서 입자들이 압축될 수 있는 마지막 한계인 것이다. 그런즉, 블랙홀의 밀도는 곧 원-입자들의 밀도이며, 블랙홀의 질량은 곧 원-입자의 무게인 것이다.

현대 우주과학기술로 밝혀진 이 진실을 물리적 증거로 반론할 수 있는가?

22. 10 킬로그램 이상의 뜨거운 물을 큰 통에 넣고 증기가 빠져나가지 못하게 봉인한 후에 식히면, 부피가 줄어드는 것과 함께 약간의 질량무게도 작아진 것을 확인할 수 있다.

이는 물 분자를 이루고 있는 원자들을 팽창시켰던 원-입자들이 열에너지를 잃으며 도로 빠져나갔기 때문이다.

이때 원-입자들이 몰려든 부피와 질량은 물의 양과 온도에 비례한다.

물이 뜨거울수록 많은 원-입자들이 몰려들기 때문이다.

현대 우주과학기술로 밝혀진 이 진실을 물리적 증거로 반론할 수 있는가?

23. 한국석유관리원 실험 결과를 보면, 온도가 1℃ 오를 때마다 휘발유의 부피가 0.11%씩 팽창한다. 온도가 오르는 만큼 원-입자들이 몰리며 부피를 팽창시키는 것이다.

그래서 온도가 낮은 아침에 주유하면, 기름을 조금 더 넣는 것과 같은 효과가 발생한다. 그런즉, 원-입자는 질량의 근원이 된다.

현대 우주과학기술로 밝혀진 이 진실을 물리적 증거로 반론할 수 있는가?

두 종류의 진공과 원-입자

암흑에너지는 무엇으로 이루어졌는가?

이는 진공이 무엇으로 이루어졌냐는 질문과 같다. 암흑에너지는 곧 진공이기 때문이다. 우주에는 암흑에너지라 불리는 진공이 있고, 블랙홀이라 불리는 압축된 진공이 있다.

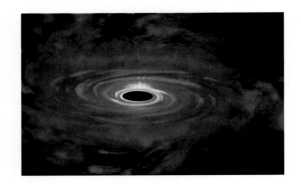

위 이미지에서 보여주듯이 블랙홀은 물질이 존재하지 않는 공간이다.

즉, 진공상태이다. 하지만 일반진공과 달리 극단적으로 압축된 진공이다. 이 블랙홀은 물질이 붕괴되며 광자까지 해체되고 마지막으로 남은 입자인 원-입자들로 이루어져 있다.

블랙홀은 그 원-입자들이 극단적으로 압축된 진공인 것이다.

그 밀도는 1㎤당 180억 톤 정도이다. 그처럼 블랙홀에 엄청난 질량이 있다는 것은 곧, 그 질량이 되는 원-입자들이 극단적으로 압축되어 있다는 명백한 증거가 된다.

반면에 암흑에너지는 그 원-입자들이 압축되지 않은 원래 상태의 진공이다.

무한공간에서 우주가 팽창하는 만큼 계속 유입되는 그 암흑에너지는 은하에서 방출하는 에너지와 상호작용하며 암흑물질로 변환된다. 은하에서 방출하는 전자기파는 주변의 우주진공에 에너지를 제공하며, 그 암흑에너지를 이루고 있는 원-입자들을 결합시켜 암흑물질로 변환시키는 것이다.

그렇게 생겨난 암흑물질의 질량은 은하의 10배 정도에 이른다.

그리고 별을 생성하는 은하에서 방출하는 전자기파는 주변의 암흑물질에 에너지를 제공하며, 그 암흑물질을 이루고 있는 입자들을 결합시켜 일반물질을 구성할 수 있는 기본입자들로 변환시키며 수소를 생성한다. 그리하여 별을 생성하는 성운은 매우 빠른 속도로 확산되며 질량을 확장한다. 그에 따라 중력도 확장되고, 암흑물질의 질량도 계속 확장된다.

그렇게 확장되는 질량의 중력은 성운의 내부를 압축하며 별들을 생성한다.

그리고 별의 중심핵을 이루는 수소의 원자껍데기를 붕괴시키며 핵융합을 시키고, 헬륨을 생성한다. 그때 헬륨은 중력으로부터 자기 존재를 보호하기 위해 더 두터운 원자껍데기를 형성한다. 때문에 태양질량의 중력에서는 그 헬륨의 원자껍데기를 붕괴시킬 수 없다.

하지만 별의 중심핵을 압박할 수 있는 에너지가 더 확장되면, 비로소 그 헬륨의 원자껍데기를 붕괴시키고 또 다른 물질을 만들어낼 수 있다.

태양질량의 수십 배 이상이 되는 별의 중력은 물질을 이루는 모든 원자들을 산산이 붕괴시키고 블랙홀을 만들 수 있다. 블랙홀에 빛이 존재하지 않는 것은 빛이 되는 광자까지 산산이 해체되었기 때문이다. 그리고 남은 마지막 입자가 원-입자이다. 즉, 진공을 이루는 원-입자이다. 하지만 그 원-입자들은 엄청난 중력에 의해 압축된 것이므로, 밀도가 1㎤당 180억 톤 정도가 된다. 이는 고밀도로 압축된 진공이기도 하다. 그리하여 우주에는 암흑에너지라 불리는 진공과, 블랙홀이라 불리는 압축된 진공이 존재하게 된 것이다.

그리고 우주 밖의 무한공간을 이루고 있는 진공이 있다.

그 진공은 블랙홀과 마찬가지로 물질을 끌어당기는 성질이 있다.

무한공간의 그 인력은 무한대함으로 우주 안의 중력보다 강하다. 그래서 많은 은하들이 그 에너지에 끌려가며 우주를 팽창시키고 있는 것이다.

무한공간의 그 진공은 우주가 팽창하는 만큼 우주에 유입된다. 그리고 은하를 비롯한 천체에서 방출하는 에너지와 상호작용하며 암흑물질로 변환될 뿐만 아니라, 전자기력, 중력 및 인력, 척력 등의 다양한 에너지로 변환된다. 또한 별과 행성을 비롯한 은하들의 궤도를 만든다. 바로이 에너지가 암흑에너지인 것이다. 그런즉, 암흑에너지와 블랙홀은 원-입자들로 이루어져 있다.

원-입자 진실을 밝히기 위한 질문사항

24. 블랙홀은 물질이 존재하지 않는 공간이다.

즉, 진공상태이다. 하지만 일반진공과 달리 극단적으로 압축된 진공이다. 이 블랙홀은 물질이 붕괴되며 광자까지 해체되고 마지막으로 남은 입자인 원-입자들로 이루어져 있다.

블랙홀은 그 원-입자들이 극단적으로 압축된 진공인 것이다.

그 밀도는 1㎤당 180억 톤 정도이다. 그처럼 블랙홀에 엄청난 질량이 있다는 것은 곧, 그 질량이 되는 원-입자들이 극단적으로 압축되어 있다는 명백한 증거가 된다.

반면에 암흑에너지는 그 원-입자들이 압축되지 않은 원래 상태의 진공이다.

무한공간에서 우주가 팽창하는 만큼 계속 유입되는 그 암흑에너지는 은하에서 방출하는 에너지와 상호작용하며 암흑물질로 변환된다. 은하에서 방출하는 전자기파는 주변의 우주진공에 에너지를 제공하며, 그 암흑에너지를 이루고 있는 원-입자들을 결합시켜 암흑물질로 변환시키는 것이다. 현대 우주과학기술로 밝혀진 이 진실을 물리적 증거로 반론할 수 있는가?

25. 암흑물질의 질량은 은하의 10배 정도에 이른다.

그리고 별을 생성하는 은하에서 방출하는 전자기파는 주변의 암흑물질에 에너지를 제공하며, 그 암흑물질을 이루고 있는 입자들을 결합시켜 일반물질을 구성할 수 있는 기본입자들로 변환시키며 수소를 생성한다. 그리하여 별을 생성하는 성운은 매우 빠른 속도로 확산되며 질량을 확장한다. 그에 따라 중력도 확장되고, 암흑물질의 질량도 계속 확장된다.

그렇게 확장되는 질량의 중력은 성운의 내부를 압축하며 별들을 생성한다.

그리고 별의 중심핵을 이루는 수소의 원자껍데기를 붕괴시키며 핵융합을 시키고, 헬륨을 생성한다. 그때 헬륨은 중력으로부터 자기 존재를 보호하기 위해 더 두터운 원자껍데기를 형성한다. 때문에 태양질량의 중력에서는 그 헬륨의 원자껍데기를 붕괴시킬 수 없다.

하지만 별의 중심핵을 압박할 수 있는 에너지가 더 확장되면, 비로소 그 헬륨의 원자껍데기를 붕괴시키고 또 다른 물질을 만들어낼 수 있다.

현대 우주과학기술로 밝혀진 이 진실을 물리적 증거로 반론할 수 있는가?

26. 태양질량의 수십 배 이상이 되는 별의 중력은 물질을 이루는 모든 원자들을 산산이 붕괴시키고 블랙홀을 만들 수 있다. 블랙홀에 빛이 존재하지 않는 것은 빛이 되는 광자까지 산산이 해체되었기 때문이다. 그리고 남은 마지막 입자가 원-입자이다. 즉, 진공을 이루는 원-입자이다. 하지만 그 원-입자들은 엄청난 중력에 의해 압축된 것이므로, 밀도가 1㎤당 180억 톤 정도가 된다. 이는 고밀도로 압축된 진공이기도 하다. 그리하여 우주에는 암흑에너지라 불리는 진공과, 블랙홀이라 불리는 압축된 진공이 존재하게 된 것이다.

현대 우주과학기술로 밝혀진 이 진실을 물리적 증거로 반론할 수 있는가?

27. 우주 밖의 무한공간을 이루고 있는 진공이 있다.

그 진공은 블랙홀과 마찬가지로 물질을 끌어당기는 성질이 있다.

무한공간의 그 인력은 무한대함으로 우주 안의 중력보다 강하다.

그래서 많은 은하들이 그 에너지에 끌려가며 우주를 팽창시키고 있는 것이다.

무한공간의 그 진공은 우주가 팽창하는 만큼 우주에 유입된다. 그리고 은하를 비롯한 천체에서 방출하는 에너지와 상호작용하며 암흑물질로 변환될 뿐만 아니라, 전자기력, 중력 및 인력, 척력 등의 다양한 에너지로 변환된다. 또한 별과 행성을 비롯한 은하들의 궤도를 만든다. 바로 이 에너지가 암흑에너지인 것이다. 그런즉, 암흑에너지와 블랙홀은 원-입자들로 이루어져 있다.

현대 우주과학기술로 밝혀진 이 진실을 물리적 증거로 반론할 수 있는가?

원-입자와 빅뱅-특이점의 모순

  빅뱅론에서 우주 공간은 바늘구멍보다도 지극히 작은 공간이 전부이다. 원자핵보다도 작았다는 공간이 전부인 것이다. 이는 원자의 지름보다 10만 배 이하로 작았다는 의미와 같다. 원자는 대부분 빈 공간인데, 원자핵이 차지하는 공간은 10만분의 1밖에 되지 않는 것이다.

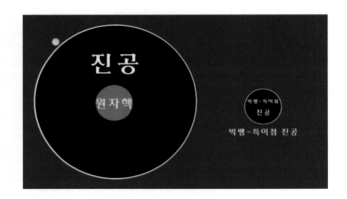

  위 그림은 원자핵과 빅뱅-특이점 안의 진공을 상징적으로 비교하여 보여주고 있다. 이 특이점이 원자핵보다 작았다고 하니, 원자의 지름보다 10만분의 1 이하로 작다. 천체물리학자들은 빅뱅-특이점의 진공이 압축된 것이라고 하는데, 실제로 진공이 압축될 수 있는 한계는 1㎤당 180억 톤 정도이다. 천체물리학자들은 그 특이점의 질량이 오늘의 우주질량무게와 같다고 하지만, 1㎤당 180억 톤 정도 이상 압축될 수 없다는 것이다.

그 증거는 바로 블랙홀이다. 블랙홀은 질량이 큰 별의 중력-고밀도-초고온-폭발에너지 등의 메커니즘에 의해 원자들이 산산이 붕괴되어 진공으로 압축된 공간이다. 그 공간에서는 광자까지 붕괴되어 진공으로 압축되었기에 빛도 존재하지 않는다.

블랙홀에서 빛이 존재하지 못하는 것은, 그 빛을 이루는 광자가 해체되었기 때문이다. 그런즉, 빛이 존재하지 않는 검은-홀(블랙홀)은 거대한 중력에 의해 압축된 원-입자 핵인 것이다. 이는 이 세상 어느 누구도 부인할 수 없는 과학적 진실이다.

블랙홀에 질량이 있다는 것은 곧, 그 질량이 되는 실체가 있다는 것이다.

그리고 그 실체는 원자가 해체되고, 양성자-중성자를 이루는 소립자(쿼크)들이 해체되고, 그 소립자들을 이루는 전자들이 해체되고, 그 전자를 이루는 중성미자들이 해체되고, 그 중성미자를 이루는 광자가 해체되고 마지막으로 남은 입자들이 극단적으로 압축된 질량이다. 즉, 원-입자들의 질량이다.

빅뱅론의 핵심은 압축된 진공-특이점이 폭발했다는 것이다.

그 주장대로라면 우주의 블랙홀들이 폭발해야 한다. 우리은하에만 해도 약 1억 개의 블랙홀들이 있는데, 그 블랙홀들이 폭발해야 한다.

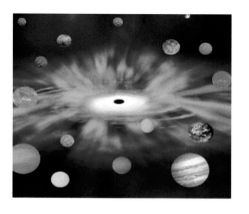

오른쪽 이미지에서 보여주는 것처럼 우리은하의 블랙홀들이 폭발한다면, 별과 행

성들은 모두 은하 밖으로 튕겨 나갈 것이다. 하지만 그럴 염려는 없다. 빅뱅론이란 물리적 증거가 전혀 없는 가설에 불과하기 때문이다.

빅뱅-특이점이 압축된 진공이라면, 분명 그 특이점을 압축시킨 에너지가 있어야 한다. 블랙홀을 압축시킨 중력이 있듯이, 그 특이점도 압축시킨 에너지가 있어야 한다는 것이다.

오늘의 우주에 존재하는 총질량무게를 바늘구멍보다도 작게 압축시킨 에너지라면 실로 엄청난 에너지가 아닐 수 없다. 그 압축에너지가 지금도 우주 바깥에 있다면 어떻게 될까?

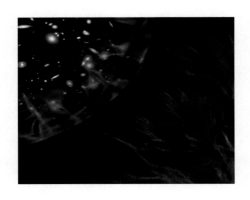

이 그림은 빅뱅-특이점을 압축시킨 에너지가 우주 바깥에 존재하는 것을 가상으로 보여주고 있다. 만약 빅뱅-특이점을 압축시킨 에너지가 실제로 우주 바깥에 존재한다면, 우주의 팽창 속도를 늦추는 역할을 하게 된다. 그리고 우주가 팽창할수록 그 에너지의 세기는 점점 더 강해져 우주를 다시 특이점으로 압축시키게 될 것이다. 하지만 그런 에너지는 존재하지 않는다.

우주가 138억 년 동안 가속팽창을 해왔다는 것이 그 증거이다.

그리고 빅뱅론에는 바깥이라는 개념도 존재하지 않는다.

빅뱅-특이점이 압축된 진공이라면, 분명 그 진공을 압축시킨 에너지가 있어야 한다. 그리고 그 에너지는 빅뱅-특이점 바깥에 있어야 한다.

그런데 그 에너지도 없이 압축되었다고 한다.

이처럼 빅뱅론은 압축되었다는 의미의 개념조차 갖추지 못한 것이다.

천체물리학자들은 빅뱅-대폭발이 공간 안에서 일어난 것이 아니라, 오히려 그것으로 인해 공간이 생겨났다고 한다. 바늘구멍보다도 지극히 작은 그 특이점 안에 있던 공간이, 현재 우리가 보고 있는 우주-하늘만큼 커졌다고 주장하는 것이다. 이처럼 천체물리학자들의 의식은 그 특이점 안에 갇혀 있기 때문에, 우주의 모든 문제를 그 특이점 안에서만 풀려고 한다. 우리가 살고 있는 지구와 달도 그 특이점 안에 있던 질량의 부산물이라고 한다. 태양계뿐만 아니라 하늘의 무수한 별들을 품고 있는 1천억 개 이상의 은하들도 모두 그 특이점 안에 있던 질량의 부산물이라고 한다. 그 특이점 안에 있던 힉스입자라고 하는 조상한테 물려받은 질량의 부산물이라는 것이다.

그러면 그 특이점에서 탄생한 신생우주와 지금의 우주질량무게가 같아야 하는데, 수천억의 수천억 배 이상의 엄청난 차이가 난다.

사실 이 세상에는 여러 형태의 사이비종교들이 존재하지만, 이보다 더 허황하지는 않다. 그런즉, 빅뱅-특이점으로는 우주의 진실을 절대 밝힐 수 없다.

반면에 원-입자로는 1,000가지 이상의 방대하고도 일맥상통한 물리적 증거들로 우주 4차원 세계의 모든 진실을 낱낱이 밝힐 수 있다.

우주에너지개발원은 이 원-입자들을 포집하여 배터리 에너지 밀도를 높여 고속 충전이 가능하게 할 뿐만 아니라, 인체 에너지 밀도를 높여 면역력을 향상시켜 기적과도 같은 자연치유가 가능하게 했다.

원-입자 진실을 밝히기 위한 질문사항

28. 빅뱅론에서 우주 공간은 바늘구멍보다도 지극히 작은 공간이 전부이다. 원자핵보다도 작았다는 공간이 전부인 것이다. 이는 원자의 지름보다 10만 배 이하로 작았다는 의미와 같다. 원자는 대부분 빈 공간인데, 원자핵이 차지하는 공간은 10만분의 1밖에 되지 않는 것이다. 이 빅뱅론은 물리적 증거가 전혀 없는 허구이다.

현대 우주과학기술로 밝혀진 이 진실을 물리적 증거로 반론할 수 있는가?

29. 천체물리학자들은 빅뱅-특이점의 진공이 압축된 것이라고 하는데, 실제로 진공이 압축될 수 있는 한계는 1㎤당 180억 톤 정도이다. 천체물리학자들은 그 특이점의 질량이 오늘의 우주질량무게와 같다고 하지만, 1㎤당 180억 톤 정도 이상 압축될 수 없다는 것이다.

그 증거는 바로 블랙홀이다. 아울러 우주에서 진공이 압축될 수 있는 한계를 기준으로 계산하면, 빅뱅 특이점의 질량-무게는 겨우 몇 그램 정도에 지나지 않는다. 그 몇 그램짜리 특이점으로 지구도 만들고, 태양도 만들고, 우주의 모든 별과 행성들을 비롯한 1천억 개 이상의 은하들을 만들었다고 인류를 속이는 것이다.

현대 우주과학기술로 밝혀진 이 진실을 물리적 증거로 반론할 수 있는가?

30. 빅뱅론의 핵심은 압축된 진공-특이점이 폭발했다는 것이다.

그 주장대로라면 우주의 블랙홀들이 폭발해야 한다. 우리은하에만 해도 약 1억 개의 블랙홀들이 있는데, 그 블랙홀들이 폭발해야 한다. 그경우, 별과 행성들은 모두 은하 밖으로 튕겨 나갈 것이다. 하지만 그럴 염려는 없다. 빅뱅론이란 물리적 증거가 전혀 없는 가설에 불과하기 때문이다.

현대 우주과학기술로 밝혀진 이 진실을 물리적 증거로 반론할 수 있는 가?

31. 빅뱅-특이점이 압축된 진공이라면, 분명 그 특이점을 압축시킨 에너지가 있어야 한다. 블랙홀을 압축시킨 중력이 있듯이, 그 특이점도 압축시킨 에너지가 있어야 한다는 것이다. 만약 빅뱅-특이점을 압축시킨 에너지가 실제로 우주 바깥에 존재한다면, 우주의 팽창 속도를 늦추는 역할을 하게 된다. 그리고 우주가 팽창할수록 그 에너지의 세기는 점점 더 강해져 우주를 다시 특이점으로 압축시키게 될 것이다. 하지만 그런 에너지는 존재하지 않는다.

우주가 138억 년 동안 가속팽창을 해왔다는 것이 그 증거이다.

현대 우주과학기술로 밝혀진 이 진실을 물리적 증거로 반론할 수 있는 가?

32. 빅뱅론에는 바깥이라는 개념도 존재하지 않는다.

빅뱅-특이점이 압축된 진공이라면, 분명 그 진공을 압축시킨 에너지가 있어야 한다. 그리고 그 에너지는 빅뱅-특이점 바깥에 있어야 한다.

그런데 그 에너지도 없이 압축되었다고 한다.

이처럼 빅뱅론은 압축되었다는 의미의 개념조차 갖추지 못한 것이다.

현대 우주과학기술로 밝혀진 이 진실을 물리적 증거로 반론할 수 있는가?

33. 천체물리학자들은 빅뱅-대폭발이 공간 안에서 일어난 것이 아니라, 오히려 그것으로 인해 공간이 생겨났다고 한다. 바늘구멍보다도 지극히 작은 그 특이점 안에 있던 공간이, 현재 우리가 보고 있는 우주-하늘만큼 커졌다고 주장하는 것이다.

이처럼 천체물리학자들의 의식은 그 특이점 안에 갇혀 있기 때문에, 우주의 모든 문제를 그 특이점 안에서만 풀려고 한다. 우리가 살고 있는 지구와 달도 그 특이점 안에 있던 질량의 부산물이라고 한다. 태양계뿐만 아니라 하늘의 무수한 별들을 품고 있는 1천억 개 이상의 은하들도 모두 그 특이점 안에 있던 질량의 부산물이라고 한다. 그 특이점 안에 있던 힉스입자라고 하는 조상한테 물려받은 질량의 부산물이라는 것이다.

그러면 그 특이점에서 탄생한 신생우주와 지금의 우주질량무게가 같아야 하는데, 수천억의 수천억 배 이상의 엄청난 차이가 난다.

그런즉, 빅뱅-특이점으로는 우주의 진실을 절대 밝힐 수 없다.

반면에 원-입자로는 2,000가지 이상의 방대하고도 일맥상통한 물리적 증거들로 우주-4차원 세계의 모든 진실을 낱낱이 밝힐 수 있다.

현대 우주과학기술로 밝혀진 이 진실을 물리적 증거로 반론할 수 있는가?

원-입자는 우주 팽창의 동력이다

천체물리학자들은 우주 팽창이 암흑에너지-척력에서 비롯된다고 주장한다.

즉, 암흑에너지가 우주를 팽창시키는 가속페달-척력이라고 한다. 바늘구멍보다도 지극히 작았던 진공을 오늘의 우주만큼 넓혀놓은 척력이라는 것이다.

하지만 그 반대로 진공은 척력이 아니라 인력을 갖고 있다.

한때 알베르트 아인슈타인을 비롯하여 대부분의 과학자들은, 우주의 팽창 속도가 점점 느려진다고 생각했다. 바늘구멍보다도 작게 압축되었던 척력이 팽창하려면 당연히 그래야 했다.

하지만 우주는 138억 년 넘게 가속팽창을 해 왔다. 그렇다면 빅뱅론으로는 도저히 설명이 되지 않는 그 암흑에너지의 정체는 무엇인가?

현대천체물리학자들은 우주 팽창에 대해 설명할 때, 원자핵보다 작은 한 점이 콩알만 한 크기로 팽창하고, 거기서 또 축구공만 한 크기로 팽창하고, 그리고 운동장만 한 크기로 팽창하며, 현재의 우주 규모로 팽창했다고 한다.

옥수수가 뻥튀기되는 데도 한계가 있다. 그런데 우주는 빅뱅이라는 뻥튀기를 시작한 이래, 끝없이 팽창만 하고 있다. 한계가 없이 계속 팽창하는 것이다.

고무줄이 늘어나는 것도 한계가 있어서, 그 한계점에 이르면 강하게 줄어들며 수축하려는 성질을 나타낸다. 하지만 우주는 수축할 기미가 전혀 없다. 무려 138억 년이나 팽창을 해 왔고, 지금도 계속 팽창하고 있는 것이다.

그럼 이 엄청난 양의 암흑에너지는 어떻게 생겨났고, 도대체 어디서 생기는 것인가? 세상에서 가장 멍청한 뇌는, 고무풍선에 가스나 공기를 주입하지 않고도 스스로 부풀릴 수 있다고 우기는 거짓말에 속는 뇌일 것이다. 그 고무풍선에 가스나 공기가 유입되지 않고는, 절대로 스스로 팽창할 수 없기 때문이다. 어떤 이벤트를 위해 풍선에 물을 채우는 경우도 있지만, 어쨌거나 그 안에 무엇이든 채워져야 한다. 마찬가지로 암흑에너지도 유입되지 않고서는, 138억 년 동안 계속 가속팽창해오는 우주 공간을 채울 수가 없다.

만약 우주 팽창의 원동력이라고 하는 암흑에너지가 유입되지 않고, 고인 물 같이 우주 안에 있던 그대로라고 하면, 우주가 팽창할수록 척력이 떨어져 우주 팽창 속도가 감소해야 한다.

하지만 우주는 계속 가속팽창을 해왔고, 그만큼 암흑에너지도 많아졌다.

현대 우주과학기술에 의해 밝혀진 바에 의하면, 138억 년 전의 초기우주에서 암흑에너지가 차지한 비율은 68.5%이다. 이는 지금의 우주 73%를 차지하는 암흑에너지의 비율과 큰 차이가 없다. 하지만 원시우주와 지금의 우주규모는 수천억의 수천억 배 이상의 엄청난 차이가 있다. 비록 비율은 큰 차이가 없지만 규모 면에서는 엄청난 차이가 있는 것이다.

즉, 우주가 138억 년 동안 팽창한 만큼 암흑에너지가 확장된 것이다.

이는 암흑에너지가 유입되었기 때문이다.

그럼 어디서 유입되는가?

우주가 끝없이 팽창하고 있다는 것은, 우주 밖에 끝없이 팽창할 수 있는 무한공간이 있다는 것이다. 만약 그 공간이 없다면 우주가 팽창할 수 없다.

이것은 절대 부인할 수 없는 보편적인 상식이다.

커피잔 크기의 밀폐된 철제 용기 안에 고무풍선을 넣고, 아무리 가스나 공기를 주입해도 절대 부풀릴 수 없다. 팽창할 수 있는 공간이 확보되어 있지 않기 때문이다. 마찬가지로 우주도 그 공간이 없다면 절대 팽창할 수 없다.

그리고 어떤 장애물에 부딪혀 폭발해버리고 말 것이다.

하지만 많은 은하들이 그 어디에도 부딪치지 않고 끝없이 멀어져가며 우주 규모를 계속 확장시키고 있다. 어떤 장애물이 있다면 그 장애물에 부딪혀 되돌아오는 은하도 있을 텐데, 138억 년 동안 되돌아온 은하는 단 하나도 없다.

이는 우주 밖에 그 어떤 장애물도 없는 무한공간이 있다는 물리적 증거이다.

아울러 그 공간은 우주가 138억 년 동안이나 가속팽창을 할 수 있었고, 또 지금도 계속 팽창할 수 있는 가장 기본적인 조건이 된다.

우주 팽창 이론에 따르면 우주는 시간과 공간으로 이루어진 작은 거품이 빅뱅으로 급속히 확장됐다는 것이지만, 최근 학자들은 이런 거품 밖에 우리가 볼 수 없는 우주의 다른 부분들이 있을 수도 있다고 여긴다. '관측 가능한 우주'란 우주가 빅뱅 이후 138억 년이 넘게 팽창해온

범위를 가리키는 것인데, 학자들은 그 너머에 무엇이 존재할지도 모른다고 생각하고 있는 것이다.

이런 영역에서는 시공간이 매우 달라 별이나 은하도 없을 가능성이 크며, 우주에 존재하는 어떤 구조보다도 더 큰 거대한 구조가 있어, 우리우주의 은하단들을 끌어당긴다는 것이 그 학자들의 추측이다.

최첨단 과학기술로 밝혀지는 우주현상이 그들의 의식을 조금씩 바꾸기 시작한 것이다. 즉, 빅뱅-특이점에 갇혀 있던 천체물리학자들의 의식이 최첨단 과학기술의 도움으로, 그 특이점의 구속에서 풀려날 조짐을 보이고 있는 것이다.

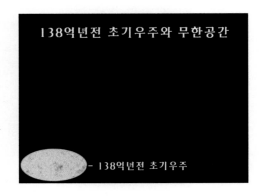

위 이미지에서 보여주듯이 138억 년 전 초기우주 밖에는 아무것도 존재하지 않았다. 하지만 지금 이 공간에는 태양계가 생겨나고 우리가 살고 있다. 그리고 1천억 개 이상에 이르는 많은 은하들도 생겨났다. 이 모두는 우주가 팽창하면서 벌어진 일들이다.

우주가 138억 년 넘게 팽창해 왔다는 것은 그렇게 팽창할 수 있는 공간이 있었기 때문이며, 지금도 우주가 계속 팽창한다는 것은 역시 그렇게 팽창할 수 있는 공간이 있기 때문이다.

2008년 9월 23일 스페이스 닷컴은 암흑에너지는 물론 암흑물질의 정체도 아직 밝혀지지 못했는데, 이번엔 기존 물리학 법칙으로 설명되지 않는 새로운 '암흑류'가 발견돼, 과학자들을 곤혹스럽게 하고 있다며 보도했다.

당시 미국 항공우주국(NASA) 고다드 우주비행센터 연구진은, 최근 우주의 물질들이 매우 빠르게 같은 방향으로 이동하는 현상을 발견했으며, 이는 관측 가능한 우주에서 일어나는 중력현상으로는 설명할 수 없는 것이라면서, 여기에 '암흑류'라는 이름을 붙였다.

NASA 연구진은 60억 광년 거리까지 펼쳐진 700개의 은하단을 새로운 방식으로 연구하다가 이를 발견했다. 이들은 은하단들을 NASA의 CMB 지도와 비교하다가, 은하단들이 센타우루스자리와 돛자리 사이의 영역으로 시속 320만㎞에 가까운 속도로 움직인다는 것을 알게 됐다. 연구진은 "은하단들의 이동 속도는 매우 빨랐으며, 거리에 따라 속도가 줄어들지도 않았다"고 밝히고, "관측 가능한 우주 안의 물질은, 이런 흐름을 만들어낼 수 없다"면서, 이처럼 빠르게 은하단을 움직이는 것은, 우리가 아는 우주 바깥쪽의 어떤 힘일 것이라고 말했다.

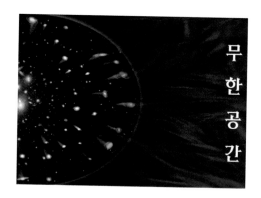

앞의 이미지는 많은 은하들이 무한공간의 진공인력에 끌려가며 우주를 팽창시키는 모습을 상징적으로 보여주고 있다. 이처럼 우주가 팽창하는 만큼 무한공간의 진공이 유입되는데, 바로 이 우주진공을 암흑에너지라고 하는 것이다.

유리용기에 고무풍선이나 초코파이를 넣고 진공상태를 만들면, 그 고무풍선과 초코파이가 팽창하는 것을 확인할 수 있다. 유리용기 속에서 공기 분자를 100% 뽑아낸다 해도, 원-입자는 뽑아낼 수 없다. 무한공간을 이루고 있는 원-입자는 그물을 통과하는 바람처럼 유리용기를 자유롭게 드나들 수 있기 때문이다. 또한 진공 자체가 원-입자로 이루어졌기 때문이기도 하다.아울러 유리용기 속에서 공기 분자를 다 뽑아낸다면, 거기엔 원-입자로 이루어진 진공인력만 남게 된다. 바로 그 진공인력에 의해, 유리용기 속의 고무풍선과 초코파이가 팽창하는 것이다. 즉, 고무풍선 안의 공기 분자를 이루고 있는 원소들이 진공인력에 끌려가며, 고무풍선을 팽창시키는 것이다.

우주 팽창도 이와 마찬가지로, 원소로 이루어진 은하들이 무한공간의 진공인력에 끌려가며 우주를 가속팽창 시킨다. 즉, 우주를 둘러싸고 있는 무한공간의 진공인력이 은하들을 끌어당기며 우주를 팽창시키고 있는 것이다.

다음 이미지는 진공에서 고무풍선이 팽창하는 모습을 상징적으로 보여주고 있다.

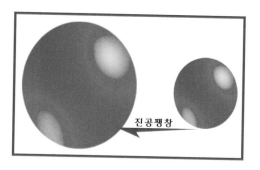

다음 이미지는 진공 속에서 팽창하는 우주와 고무풍선을 상징적으로 비교하여 보여주고 있다.

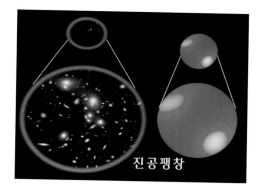

이처럼 진공은 우주를 팽창시킬 정도로 엄청난 세기의 인력을 갖고 있다. 블랙홀 진공이 강력한 인력을 갖고 있듯이, 무한공간의 진공은 무한대한 인력으로 우주의 은하들을 끌어당기며 팽창시키고 있는 것이다. 그래서 멀리 있는 은하일수록 더 빨라 달아나며 우주 팽창을 가속화시킨다. 멀리 있는 은하일수록 그 무한공간의 진공인력과 더 가깝기 때문이다. 그런즉, 원입자로 이루어진 무한공간의 진공인력은 우주 팽창의 동력이다.

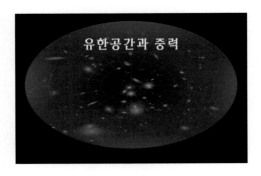

위 이미지는 중력에 붙잡혀 있는 우주-유한공간의 은하들을 상징적으로 보여주고 있다. 이 유한공간의 중력보다 무한공간의 진공인력은 더 강하고 무한대하기 때문에, 우주의 은하들은 그 무한진공인력에 끌려가며 우주를 팽창시키는 것이다. 아울러 그 무한공간의 진공은 원-입자들로 이루어져 있다.

원-입자 진실을 밝히기 위한 질문사항

34. 천체물리학자들은 우주 팽창이 암흑에너지-척력에서 비롯된다고 주장한다. 즉, 암흑에너지가 우주를 팽창시키는 가속페달-척력이라고 한다. 바늘구멍보다도 지극히 작았던 진공을 오늘의 우주만큼 넓혀놓은 척력이라는 것이다.

하지만 그 반대로 진공은 척력이 아니라 인력을 갖고 있다.

현대 우주과학기술로 밝혀진 이 진실을 물리적 증거로 반론할 수 있는가?

35. 현대천체물리학자들은 우주 팽창에 대해 설명할 때, 원자핵보다 작은 한 점이 콩알만 한 크기로 팽창하고, 거기서 또 축구공만 한 크기로 팽창하고, 그리고 운동장만 한 크기로 팽창하며, 현재의 우주 규모로 팽창했다고 한다.

그래서 알베르트 아인슈타인을 비롯하여 대부분의 과학자들은, 우주의 팽창 속도가 점점 느려진다고 생각했다. 바늘구멍보다도 작게 압축되었던 척력이 팽창하려면 당연히 그래야 했다.

하지만 우주는 138억 년 넘게 가속팽창을 해 왔다.

현대 우주과학기술로 밝혀진 이 진실을 물리적 증거로 반론할 수 있는가?

36. 현대 우주과학기술에 의해 밝혀진 바에 의하면, 138억 년 전의 초기우주에서 암흑에너지가 차지한 비율은 68.5%이다. 이는 지금의 우주 73%를 차지하는 암흑에너지의 비율과 큰 차이가 없다. 하지만 원시우주와 지금의 우주규모는 수천억의 수천억 배 이상의 엄청난 차이가 있다. 비록 비율은 큰 차이가 없지만 규모 면에서는 엄청난 차이가 있는 것이다.

즉, 우주가 138억 년 동안 팽창한 만큼 암흑에너지가 확장된 것이다.

현대 우주과학기술로 밝혀진 이 진실을 물리적 증거로 반론할 수 있는가?

37. 커피잔 크기의 밀폐된 철제 용기 안에 고무풍선을 넣고, 아무리 가스나 공기를 주입해도 절대 부풀릴 수 없다. 팽창할 수 있는 공간이 확보되어 있지 않기 때문이다.

마찬가지로 우주도 그 공간이 없다면 절대 팽창할 수 없다.

그리고 어떤 장애물에 부딪혀 폭발해버리고 말 것이다.

하지만 많은 은하들이 그 어디에도 부딪치지 않고 끝없이 멀어져가며 우주 규모를 계속 확장시키고 있다. 어떤 장애물이 있다면 그 장애물에 부딪혀 되돌아오는 은하도 있을 텐데, 138억 년 동안 되돌아온 은하는 단 하나도 없다.

이는 우주 밖에 그 어떤 장애물도 없는 무한공간이 있다는 물리적 증거이다.

아울러 그 공간은 우주가 138억 년 동안이나 가속팽창을 할 수 있었고, 또 지금도 계속 팽창할 수 있는 가장 기본적인 조건이 된다.

현대 우주과학기술로 밝혀진 이 진실을 물리적 증거로 반론할 수 있는가?

38. 138억 년 전 초기우주 밖에는 아무것도 존재하지 않았다.

하지만 지금 이 공간에는 태양계가 생겨나고 우리가 살고 있다. 그리고 1천억 개 이상에 이르는 많은 은하들도 생겨났다. 이 모두는 우주가 팽창하면서 벌어진 일들이다.

우주가 138억 년 넘게 팽창해 왔다는 것은 그렇게 팽창할 수 있는 공간이 있었기 때문이며, 지금도 우주가 계속 팽창한다는 것은 역시 그렇게 팽창할 수 있는 공간이 있기 때문이다.

현대 우주과학기술로 밝혀진 이 진실을 물리적 증거로 반론할 수 있는가?

39. 유리용기에 고무풍선이나 초코파이를 넣고 진공상태를 만들면, 그 고무풍선과 초코파이가 팽창하는 것을 확인할 수 있다. 유리용기 속에서 공기 분자를 100% 뽑아낸다 해도, 원-입자는 뽑아낼 수 없다. 무한공간을 이루고 있는 원-입자는 그물을 통과하는 바람처럼 유리용기를 자유롭게 드나들 수 있기 때문이다. 또한 진공 자체가 원-입자로 이루어졌기 때문이기도 하다.아울러 유리용기 속에서 공기 분자를 다 뽑아낸다면, 거기엔 원-입자로 이루어진 진공인력만 남게 된다. 바로 그 진공인력에 의해, 유리용기 속의 고무풍선과 초코파이가 팽창하는 것이다. 즉, 고무풍선 안의 공기 분자를 이루고 있는 원소들이 진공인력에 끌려가며, 고무풍선을 팽창시키는 것이다.

우주 팽창도 이와 마찬가지로, 원소로 이루어진 은하들이 무한공간의 진공인력에 끌려가며 우주를 가속팽창 시킨다. 즉, 우주를 둘러싸고 있는 무한공간의 진공인력이 은하들을 끌어당기며 우주를 팽창시키고 있는 것이다.

현대 우주과학기술로 밝혀진 이 진실을 물리적 증거로 반론할 수 있는가?

40. 블랙홀 진공이 강력한 인력을 갖고 있듯이, 무한공간의 진공은 무한대한 인력으로 우주의 은하들을 끌어당기며 팽창시키고 있다. 그래서 멀리 있는 은하일수록 더 빨라 달아나며 우주 팽창을 가속화시킨다. 멀리 있는 은하일수록 그 무한공간의 진공인력과 더 가깝기 때문이다. 그런즉, 원-입자로 이루어진 무한공간의 진공인력은 우주 팽창의 동력이다.

현대 우주과학기술로 밝혀진 이 진실을 물리적 증거로 반론할 수 있는가?

원-입자와 암흑에너지

빅뱅론에서는 바늘구멍보다도 지극히 작았다는 특이점-진공이 암흑에너지의 전부이다. 그래서 천체물리학자들은 암흑에너지가 무한하지 않고 유한하다고 한다. 즉, 빅뱅-특이점에서 이미 정해진 양이 있다는 것이다.

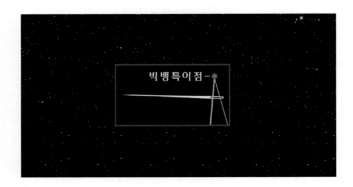

위 이미지는 바늘구멍보다도 지극히 작았다는 빅뱅-특이점과 우주를 비교하여 상징적으로 보여주고 있다. 어떻게 저리도 작은 진공으로 지구도 만들고, 태양도 만들고, 우주의 모든 별과 행성들을 비롯한 1천억 개 이상의 은하들을 만들었다고 주장할 수 있는 걸까?

그렇게 주장하는 뇌 구조도 참 아이러니하지만, 그렇게 믿는 것도 참으로 희한한 일이라는 생각이 든다. 세상에 많은 사이비 종교들이 있지만, 이처럼 황당한 종교는 없으니 말이다.

오늘의 우주에 존재하는 일반물질의 질량도 이미 특이점에서 정해져 있었고, 암흑에너지의 양도 정해져 있었다면 분명 비율이 있을 것이다.

그럼 그 비율은 어떻게 되는가?

이 질문에 물리적 증거를 내놓으며 대답할 수 있는 과학자는 지구상에 존재하지 않는다. 천체물리학자들은 아직도 암흑에너지가 고갈되기까지는 한참 남았다고 주장한다. 또 어떤 천체물리학자는 암흑에너지의 고갈로 우주 붕괴가 임박했다고 위협하기도 한다.

하지만 다행히도 암흑에너지는 천체물리학자들의 저주와는 달리 유한한 것이 아니라 무한하다. 아울러 우주가 붕괴할 일은 절대 없다. 그러니 그들의 무식한 협박 따위에 주눅이 들거나 절망한 이유는 절대 없다.

이 이미지는 작은 우주와 팽창된 우주를 비교하여 보여주고 있다. 이미지에서 보는 것처럼 우주가 팽창하는 것만큼, 무한공간에서 진공에너지가 유입되며 우주를 성장시키고 있다.

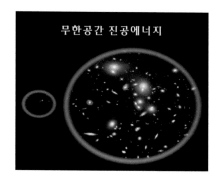

무한공간 진공에너지

그리고 우주가 팽창할 수 있는 무한공간을 제공하고 있다. 중요한 것은 우주가 그렇게 팽창할 수 있는 무한공간이 있다는 것이고, 그 무한공간에서 우주가 팽창하는 만큼 에너지를 공급하고 있다는 것이다. 이처럼 우주가 팽창하는 만큼 무한공간에서 계속 유입되는 진공을 암흑에너지라 한다.

무한공간에서 우주가 팽창하는 만큼 계속 유입되는 진공-암흑에너지는 은하에서 방출하는 에너지와 상호작용하며 암흑물질로 변환될 뿐만 아니라, 전자기력, 중력 및 인력, 척력 등의 다양한 에너지로 변환된다. 그리고 별과 행성을 비롯한 은하들의 궤도를 만들고 우주질서를 확립한다. 그런즉, 우주에서 갖가지 현상들을 만들어내는 원인의 원천은 암흑에너지에 있으며, 그 에너지는 원-입자들로 이루어졌다.

원-입자 진실을 밝히기 위한 질문사항

41. 빅뱅론에서는 바늘구멍보다도 지극히 작았다는 특이점-진공이 암흑에너지의 전부이다. 그래서 천체물리학자들은 암흑에너지가 무한하지 않고 유한하다고 한다. 즉, 빅뱅-특이점에서 이미 정해진 양이 있다는 것이다.

오늘의 우주에 존재하는 일반물질의 질량도 이미 특이점에서 정해져 있었고, 암흑에너지의 양도 정해져 있었다면 분명 비율이 있을 것이다.

그럼 그 비율은 어떻게 되는가?

이 질문에 물리적 증거를 내놓으며 대답할 수 있는 과학자는 지구상에 존재하지 않는다. 이 진실을 물리적 증거로 반론할 수 있는가?

42. 천체물리학자들은 아직도 암흑에너지가 고갈되기까지는 한참 남았다고 주장한다. 또 어떤 천체물리학자는 암흑에너지의 고갈로 우주 붕괴가 임박했다고 위협하기도 한다.

하지만 다행히도 암흑에너지는 천체물리학자들의 저주와는 달리 유한한 것이 아니라 무한하다. 아울러 우주가 붕괴할 일은 절대 없다.

현대 우주과학기술로 밝혀진 이 진실을 물리적 증거로 반론할 수 있는가?

43. 중요한 것은 우주가 그렇게 팽창할 수 있는 무한공간이 있다는 것이고, 그 무한공간에서 우주가 팽창하는 만큼 에너지를 공급하고 있다는 것이다.

이처럼 우주가 팽창하는 만큼 무한공간에서 계속 유입되는 진공을 암흑에너지라 한다.

무한공간에서 우주가 팽창하는 만큼 계속 유입되는 진공-암흑에너지는 은하에서 방출하는 에너지와 상호작용하며 암흑물질로 변환될 뿐만 아니라, 전자기력, 중력 및 인력, 척력 등의 다양한 에너지로 변환된다. 그리고 별과 행성을 비롯한 은하들의 궤도를 만들고 우주질서를 확립한다. 그런즉, 우주에서 갖가지 현상들을 만들어내는 원인의 원천은 암흑에너지에 있으며, 그 에너지는 원-입자들로 이루어졌다.

현대 우주과학기술로 밝혀진 이 진실을 물리적 증거로 반론할 수 있는가?

원-입자와 암흑물질

우주에는 암흑에너지, 암흑물질, 일반물질 3가지가 존재한다. 이 3가지 존재들의 정체를 밝히기 위해서는 우선 암흑에너지의 정체부터 밝혀야 하는데, 그 정체는 매우 분명하다.

우주가 138억 년 넘게 팽창해 왔다는 것은 그렇게 팽창해 올 수 있는 공간이 있었기 때문이며, 또 지금도 계속 무한팽창을 할 수 있는 것은 역시 그렇게 계속 무한팽창을 할 수 있는 무한공간이 있기 때문인데, 바로 그 무한공간에서 팽창우주로 유입된 것이 암흑에너지이다. 즉, 우주가 무한공간으로 팽창하며 정복한 공간의 진공이 바로 암흑에너지이다.

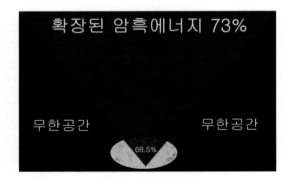

위 이미지는 초기우주에 비해 확장된 암흑에너지의 양을 상징적으로 보여주고 있다. 이 암흑에너지는 스스로 생겨난 것이 아니라, 우주가 무한공간으로 팽창하며 정복한 공간의 진공이다. 그리고 무한공간에서 유입된다.

냄비에 물을 끓이면 원-입자들이 몰려들며 물-분자를 이루고 있는 원자들을 팽창시키듯이, 그렇게 에너지가 있는 곳에 원-입자들이 몰려들듯이, 무한공간의 진공을 이루고 있는 원-입자들이 우주에 몰려들기도 한다. 우주는 거대한 에너지 덩어리이기 때문이다. 이는 보편적 상식을 가진 사람이라면, 누구나 깨달을 수 있는 불변의 진리이다.

그럼 138억 년 전의 초기우주에 비해 암흑에너지의 비율과 더불어, 암흑물질을 비롯한 우주의 총질량은 어떻게 수천억의 수천억 배 이상으로 많아졌는가? 바로 이 질문이 중요하다. 우선 질문이 있어야 답을 얻을 수 있기 때문이다. 하지만 천체물리학자들은 이 질문조차도 제기하지 못한다.

현대천체물리학의 사이비 신앙인 빅뱅론의 특이점에는 암흑에너지와 암흑물질이 존재하지 않기 때문이다. 빅뱅론 아이디어가 등장할 시기에는 암흑에너지와 암흑물질의 존재조차 확실히 몰랐다. 그래서 우주의 바탕인 암흑에너지와, 우주가 생겨난 토양인 암흑물질을 배제한 채, 빅뱅론이라는 사이비 과학 종교를 탄생시킬 수 있었다.

때문에 그 사이비 신앙에 세뇌된 천체물리학자들은 암흑물질이 수천억의 수천억 배 이상으로 많아진 것이 아니라, 그 반대로 암흑물질이 소멸되어 왔고, 또 지금도 계속 소멸되고 있는 것으로 착각하고 있다. 그들의 주장대로 암흑물질이 원시우주에서 한꺼번에 생겨났다면, 그 엄청난 질량의 중력에 의해 우주는 팽창할 수 없을 뿐만 아니라 극단적으로 압축되면서 블랙홀로 사라지며 종말을 맞게 되는 데도 말이다.

이제 천체물리학자들은 그 사이비 신앙에서 벗어나 의문을 가져야 한다.

초기우주에 비해 암흑에너지의 비율과 암흑물질을 비롯한 우주의 총질량은, 어떻게 수천억의 수천억 배 이상으로 많아졌는가?

보편적 상식을 가지고 우주현상을 고찰하면 그 의문은 쉽게 풀린다.

분명 암흑물질은 우주 밖에서 유입되지 않았다.

그 우주 바깥은 물질이 존재하지 않는 진공상태이기 때문이다.

만약 우주 바깥에 어떤 장애물이 있다면, 그 장애물에 부딪혀 돌아오는 은하들도 있을 것이다. 하지만 많은 은하들이 그 어떤 장애물에도 부딪치지 않고 138억 년 넘게 가속으로 멀어져 갔다.

이는 우주 바깥의 무한공간이 아무것도 존재하지 않는 진공상태란 것을 증명하는 물리적 증거이다.

즉, 현대 우주과학기술에 의해 명명백백히 밝혀진 우주진실이다.

때문에 암흑물질은 우주 바깥에서 유입되지 않았다는 것이다.

그렇다면 우주 안의 어디서 어떻게 생겨난 것인가?

현재 우리가 확인할 수 있는 것은 별이 계속 생겨나고, 신생은하도 계속 생겨나고, 그 은하들 주위를 암흑물질이 감싸고 있다는 것이다. 이는 우주 밖에서 유입된 것이 아니라, 현재 우리가 보고 있는 우주 안에서 생겨나는 것들이다.

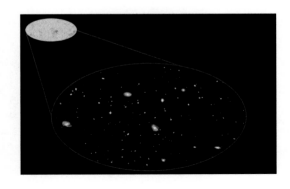

앞의 이미지에서 보여주듯이 현재 우리가 보고 있는 하늘의 별들과 은하계들이 생겨나기 전에, 미국나사와 유럽우주국이 밝혀낸 초기우주가 있었다. 별들이 탄생하는 구름을 성운이라고 하는데, 그 초기우주의 성운은 대부분의 수소와 헬륨으로 이루어져 있었다. 그 성운을 이루는 일반물질은 초기우주의 4.9%를 차지했고, 암흑물질은 26.6%, 암흑에너지는 68.5%를 차지했다. 그런즉, 4.9%의 일반물질이 있기 전에 26.6%의 암흑물질이 있었고, 또 그 26.6%의 암흑물질이 있기 전에 암흑에너지가 있었다.

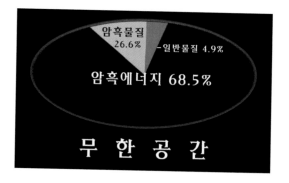

이는 암흑에너지에서 암흑물질이 생겨나고, 그 암흑물질에서 성운이 생겨났으며, 또 그 성운에서 별이 탄생하고 은하가 형성되었다는 증거이다.

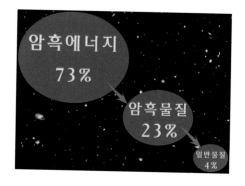

앞의 이미지는 암흑에너지에서 암흑물질이 생겨나고, 그 암흑물질에서 은하를 구성하는 일반물질이 생겨났다는 것을 상징적으로 보여주고 있다. 그래서 일본의 천체물리학자들은 무려 2천 400만 개의 은하를 관찰하고, 현재 우리가 보고 있는 은하는 암흑물질의 밀도가 가장 높게 나타난 것이라고 밝혔다.

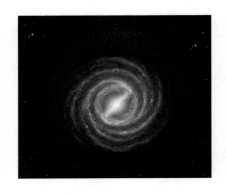

이미지는 암흑물질 가운데 형성된 은하의 모습을 상징적으로 보여주고 있다.

그런즉, 우주는 은하들로 이루어지고, 은하는 별(항성)과 행성들로 이루어지고, 별과 행성들은 성운에서 탄생하고, 성운은 수소원자로부터 이루어지고, 수소원자는 양성자와 전자로 이루어지고, 양성자는 쿼크라는 소립자의 조합으로 이루어졌고, 쿼크는 전자, 중성미자, 광자들로 이루어졌고, 그 기본입자들은 암흑물질에서 생겨나고, 암흑물질은 원-입자로 이루어진 암흑-진공에너지에서 생겨난다.

진공에 에너지를 제공하면, 그 에너지 값에 따라 다양한 입자들이 생겨난다는 것을 어렵지 않게 확인할 수 있다. 이와 마찬가지로 우주의 암흑진공에도 에너지를 제공하면, 그 에너지 값에 따른 입자들이 생겨날 것은 지극히 당연한 일이다. 그럼 그 암흑진공에 에너지를 제공한 존재는 무엇인가?

그 존재는 은하를 비롯한 천체들이다.

즉, 우주에서 암흑진공에 에너지를 제공할 수 있는 존재는 그 천체들 뿐이다.

그렇다. 별을 생성하는 은하들에서 방출되는 에너지 값에 따라, 진공 암흑에너지를 이루고 있는 원-입자들이 결합하여 암흑물질로 생성된다. 그래서 은하들의 주위에는 그 은하들의 질량보다 10배나 많은 암흑물질이 감싸고 있다. 아울러 그 암흑물질의 질량은 은하가 확장되며 질량이 커질수록 함께 커진다. 그 은하들에서 방출되는 에너지 값에 따라, 진공 암흑에너지를 이루고 있는 원-입자들이 결합하여 암흑물질로 생성되는 것이다.

현대 우주과학기술의 관측 결과에 의하면 은하들을 감싸고 있는 암흑물질의 질량은 그 은하의 10배 정도가 된다. 별을 생성하는 은하들은 계속 확장되고 있는데, 그 은하를 감싸고 있는 암흑물질도 계속 확장되며 10배 정도의 질량을 유지하고 있다.

별을 생성하는 모든 은하는 확장되고 있다.

만약 암흑물질이 생성되지 않고 은하의 질량만 확장된다면, 암흑물질의 질량은 은하의 질량보다 작아질 것이다. 또 현대천문학의 주장대로 암흑물질이 소멸되고 있다면, 역시 암흑물질의 질량은 은하의 질량보다 작아질 것이다.

하지만 현대 우주과학기술의 관측 결과에 의하면, 암흑물질의 질량은 은하의 10배 정도가 된다. 은하의 질량이 확장되는 만큼, 암흑물질의 질량도 확장되는 것이다. 이 역시 암흑물질이 생성되고 있다는 물리적 증거이다.

원-입자 진실을 밝히기 위한 질문사항

44. 우주에는 암흑에너지, 암흑물질, 일반물질 3가지가 존재한다. 이 3가지 존재들의 정체를 밝히기 위해서는 우선 암흑에너지의 정체부터 밝혀야 하는데, 그 정체는 매우 분명하다. 우주가 138억 년 넘게 팽창해 왔다는 것은 그렇게 팽창해 올 수 있는 공간이 있었기 때문이며, 또 지금도 계속 무한팽창을 할 수 있는 것은 역시 그렇게 계속 무한팽창을 할 수 있는 무한공간이 있기 때문인데, 바로 그 무한공간에서 팽창우주로 유입된 것이 암흑에너지이다. 즉, 우주가 무한공간으로 팽창하며 정복한 공간의 진공이 바로 암흑에너지이다.

현대 우주과학기술로 밝혀진 이 진실을 물리적 증거로 반론할 수 있는가?

45. 냄비에 물을 끓이면 원-입자들이 몰려들며 물-분자를 이루고 있는 원자들을 팽창시키듯이, 그렇게 에너지가 있는 곳에 원-입자들이 몰려들 듯이, 무한공간의 진공을 이루고 있는 원-입자들이 우주에 몰려들기도 한다. 우주는 거대한 에너지 덩어리이기 때문이다. 이는 보편적 상식을 가진 사람이라면, 누구나 깨달을 수 있는 불변의 진리이다.

현대 우주과학기술로 밝혀진 이 진실을 물리적 증거로 반론할 수 있는가?

46. 초기우주에 비해 암흑에너지의 비율과 암흑물질을 비롯한 우주의 총질량은, 어떻게 수천억의 수천억 배 이상으로 많아졌는가?

보편적 상식을 가지고 우주현상을 고찰하면 그 의문은 쉽게 풀린다. 분명 암흑물질은 우주 밖에서 유입되지 않았다.

그 우주 바깥은 물질이 존재하지 않는 진공상태이기 때문이다.

만약 우주 바깥에 어떤 장애물이 있다면, 그 장애물에 부딪혀 돌아오는 은하들도 있을 것이다. 하지만 많은 은하들이 그 어떤 장애물에도 부딪치지 않고 138억 년 넘게 가속으로 멀어져 갔다. 이는 우주 바깥의 무한공간이 아무것도 존재하지 않는 진공상태란 것을 증명하는 물리적 증거이다. 즉, 현대 우주과학기술에 의해 명명백백히 밝혀진 우주진실이다.

때문에 암흑물질은 우주 바깥에서 유입되지 않았다는 것이다.

현대 우주과학기술로 밝혀진 이 진실을 물리적 증거로 반론할 수 있는가?

47. 현재 우리가 확인할 수 있는 것은 별이 계속 생겨나고, 신생은하도 계속 생겨나고, 그 은하들 주위를 암흑물질이 감싸고 있다는 것이다. 이는 우주 밖에서 유입된 것이 아니라, 현재 우리가 보고 있는 우주 안에서 생겨나는 것들이다.

현재 우리가 보고 있는 하늘의 별들과 은하계들이 생겨나기 전에, 미국나사와 유럽우주국이 밝혀낸 초기우주가 있었다. 별들이 탄생하는 구름을 성운이라고 하는데, 그 초기우주의 성운은 대부분의 수소와 헬륨으로 이루어져 있었다. 그 성운을 이루는 일반물질은 초기우주의 4.9%를 차지했고, 암흑물질은 26.6%, 암흑에너지는 68.5%를 차지했다. 그런즉, 4.9%의 일반물질이 있기 전에 26.6%의 암흑물질이 있었고, 또 그 26.6%의 암흑물질이 있기 전에 암흑에너지가 있었다. 이는 암흑에너지에서 암흑물질이 생겨나고, 그 암흑물질에서 성운이 생겨났으며, 또 그 성운에서 별이 탄생하고 은하가 형성되었다는 증거이다. 현대 우주과학기술로 밝혀진 이 진실을 물리적 증거로 반론할 수 있는가?

48. 우주는 은하들로 이루어지고, 은하는 별(항성)과 행성들로 이루어지고, 별과 행성들은 성운에서 탄생하고, 성운은 수소원자로부터 이루어지고, 수소원자는 양성자와 전자로 이루어지고, 양성자는 쿼크라는 소립자의 조합으로 이루어졌고, 쿼크는 전자, 중성미자, 광자들로 이루어졌고, 그 기본입자들은 암흑물질에서 생겨나고, 암흑물질은 원-입자로 이루어진 암흑-진공에너지에서 생겨난다.

현대 우주과학기술로 밝혀진 이 진실을 물리적 증거로 반론할 수 있는가?

49. 진공에 에너지를 제공하면, 그 에너지 값에 따라 다양한 입자들이 생겨난다는 것을 어렵지 않게 확인할 수 있다. 이와 마찬가지로 우주의 암흑진공에도 에너지를 제공하면, 그 에너지 값에 따른 입자들이 생겨날 것은 지극히 당연한 일이다. 그럼 그 암흑진공에 에너지를 제공한 존재는 무엇인가?

그 존재는 은하를 비롯한 천체들이다.

즉, 우주에서 암흑진공에 에너지를 제공할 수 있는 존재는 그 천체들 뿐이다.

그렇다. 별을 생성하는 은하들에서 방출되는 에너지 값에 따라, 진공 암흑에너지를 이루고 있는 원-입자들이 결합하여 암흑물질로 생성된다.

그래서 은하들의 주위에는 그 은하들의 질량보다 10배나 많은 암흑물질이 감싸고 있다. 아울러 그 암흑물질의 질량은 은하가 확장되며 질량이 커질수록 함께 커진다. 그 은하들에서 방출되는 에너지 값에 따라, 진공 암흑에너지를 이루고 있는 원-입자들이 결합하여 암흑물질로 생성되는 것이다.

현대 우주과학기술로 밝혀진 이 진실을 물리적 증거로 반론할 수 있는가?

50. 현대 우주과학기술의 관측 결과에 의하면 은하들을 감싸고 있는 암흑물질의 질량은 그 은하의 10배 정도가 된다. 별을 생성하는 은하들은 계속 확장되고 있는데, 그 은하를 감싸고 있는 암흑물질도 계속 확장되며 10배 정도의 질량을 유지하고 있다.

별을 생성하는 모든 은하는 확장되고 있다.

만약 암흑물질이 생성되지 않고 은하의 질량만 확장된다면, 암흑물질의 질량은 은하의 질량보다 작아질 것이다. 또 현대천문학의 주장대로 암흑물질이 소멸되고 있다면, 역시 암흑물질의 질량은 은하의 질량보다 작아질 것이다.

하지만 현대 우주과학기술의 관측 결과에 의하면, 암흑물질의 질량은 은하의 10배 정도가 된다. 은하의 질량이 확장되는 만큼, 암흑물질의 질량도 확장되는 것이다. 이 역시 암흑물질이 생성되고 있다는 물리적 증거이다.

현대 우주과학기술로 밝혀진 이 진실을 물리적 증거로 반론할 수 있는가?

원-입자와 수소의 생성

입자가속기의 진공에 에너지를 제공하면, 그 에너지 값에 따라 다양한 입자들이 생겨난다는 것을 어렵지 않게 확인할 수 있다.

이와 마찬가지로 우주진공에도 에너지를 제공하면, 그 에너지 값에 따른 입자들이 생겨날 것은 지극히 당연한 일이다.

그럼 우주진공에 에너지를 제공한 존재는 무엇인가?

그 존재는 은하를 비롯한 천체들이다.

즉, 우주에서 진공에 에너지를 제공할 수 있는 존재는 그 천체들뿐이다.

그렇다. 은하들에서 방출되는 에너지 값에 따라, 우주진공을 이루고 있는 원-입자들이 결합하여 암흑물질로 생성된다. 그래서 은하들의 주위에는, 그 은하들의 질량보다 10배나 많은 암흑물질이 감싸고 있다.

아울러 그 암흑물질은 은하가 확장되며 질량이 커질수록 함께 커진다.

그 은하들에서 방출되는 에너지 값에 따라, 주변의 암흑에너지-진공을 이루고 있는 원-입자들이 결합하여 암흑물질로 생성되는 것이다.

그리고 그 암흑물질에서 생성된 수소가스가 성운을 이루고, 그 성운에서 별들이 탄생하며 은하를 확장-성장시킨다. 그렇게 우주의 암흑물질과 일반물질은 함께 확장되어 왔으며, 지금도 계속 확장되고 있다.

그럼 은하의 역사를 통해 그 진실을 밝혀보자.

지금도 계속 확산되고 있는 우리은하의 과거를 추적하면, 신생 별들로 이루어진 산개성단이 생기기 전에 태양계가 있었고, 태양처럼 청춘기의 별들이 있기 전에 오래된 별들로 구성된 구상 성단이 있었으며, 또 구상 성단이 있기 전에 은하의 중심핵에 있는 블랙홀이 있었다. 그리고 그 블랙홀이 생겨나기 전에는, 아직 은하가 형성되지 않은 초기우주의 성운이 있었다.

이 이미지는 초기우주에서 붉은 점은 중력에 의해 밀도가 압축-상승하며 고온이 발생하는 지역인데, 여기서 은하의 씨앗인 별이 잉태되었다. 그 시기의 초기우주를 차지한 암흑물질의 양은 현

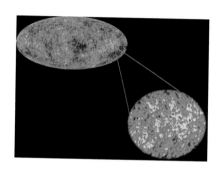

재의 우주에 비해, 수천억의 수천억 배 이하로 매우 작았다.

이 이미지는 초기우주에서 별이 탄생하는 모습을 상징적으로 보여주고 있다.

다음 이미지는 별들이 탄생하는 원시은하에서 암흑물질과 성운이 확산되는 모습을 상징적으로 보여주고 있다. 이처럼 암흑에

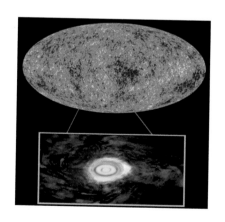

너지에서 암흑물질이 생겨나고, 그 암흑물질에서 생성된 수소가스는 별

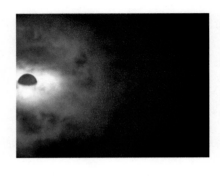

들이 탄생하는 성운을 매우 빠른 속도로 확산시키고 있다.

별들이 생성되는 오리온성운에서 수소로 이루어진 주변의 가스는 매초 18km 속도로 확산되고 있다. 성운의 내부에서는 별들이 생성되며 수백억 배 이하로 수축하고, 밖으로는 초당 45리 달리는 속도로 매우 빠르게 확산되고 있는 것이다. 만약 수소가 생성되지 않는다면 수백억 이하로 수축되며 줄어들어야 하는데, 별들이 생성되는 은하를 감싸고 있는 암흑물질과 수소가 계속 생성되고 있기 때문에, 그처럼 빠른 속도로 확산되고 있는 것이다.

아울러 별들이 생성되는 성운을 확산성운이라고 한다.

그렇게 별들이 생성되는 은하의 바깥 주변에서 수소가 생성되며 확산됨에 따라, 성운의 중력도 커진다. 또 그에 따라 성운의 내부 밀도가 올라가며 고밀도의 에너지 덩어리가 생기고, 거기서 별과 행성들이 잉태되고 탄생한다. 그리고 그 별과 행성들이 모여 은하가 형성된다.

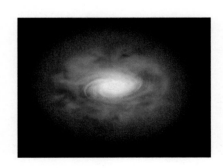

이 이미지는 암흑물질과 수소가스가 생성-확장되며, 은하를 형성하는 모습을 상징적으로 보여주고 있다. 이처럼 암흑물질의 질량은 은하를 형성하는 일반물질의 질량과 함께 확장되었다. 그런즉, 만약 암흑물질이 생성되지 않고 은하의 질량만 확장된다면, 암흑물질의 질량은 은하의 질량보다 작아질 것이다. 또 현대천문학의 주장대로 암흑물질이 소멸되고 있다면, 역시 암흑물질의 질량은 은하의 질량보다 작아질 것이다.

하지만 현대 우주과학기술의 관측 결과에 의하면, 암흑물질의 질량은 은하의 10배 정도가 된다. 작은 은하의 암흑물질도 10배이고, 큰 은하의 암흑물질도 10배 정도인 것이다.

이는 은하의 성장과 함께 암흑물질도 생성-확장되었다는 물리적 증거이다.

이 이미지는 은하의 성장과 함께 생성-확장된 암흑물질을 상징적으로 보여주고 있다. 우리은하는 나선-팔을 따라 안으로 들어갈수록 별들의 나이가 대체로 많아지며, 또 그 중심에서 밖으로 나올수록 별들의 나이가 대체로

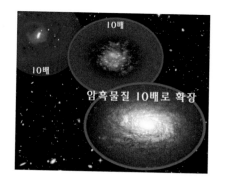

젊어진다. 이는 우리은하의 과거를 거슬러 올라갈수록 질량이 줄어들며, 또 그 원점에서부터 밖으로 나올수록 질량이 확장된다는 것과 같은 의미이다.

원시항성의 대폭발로 흩어진 잔해의 한 조각-성운에서 우리은하가 형성되었다.

그 성운에서 방출하는 전자기파는 주변의 진공을 이루고 있는 원-입

자들에 에너지를 제공하였다. 그리하여 원-입자들은 그 에너지로 결합하며 암흑물질로 변환되었다. 그렇게 암흑물질이 확장되며, 성운에서 방출되는 에너지와 밀착된 곳에서는 수소원자가 생겨났다. 즉, 성운에서 방출되는 에너지를 가장 많이 받는 입자들이 결합하여 수소원자로 생성되었다.

암흑물질의 확장과 수소의 생성으로 성운의 규모가 계속 커짐에 따라 중력도 커졌다. 그리고 그 중력이 성운의 내부 밀도를 높이며 별을 생성하기 시작했다. 초신성 폭발로 흩어진 잔해의 성운에서 별들이 탄생하듯이, 원시항성의 대폭발로 흩어진 성운에서도 별들이 탄생하며 은하가 형성된 것이다.

은하의 질량이 커질수록 암흑물질의 질량도 커졌다. 아기가 커가면서 힘이 세지듯이, 우주의 천체들도 성장할수록 에너지가 커진다. 즉, 우주의 질량이 커질수록 그만큼 에너지도 커지는 것이다.

그 에너지는 주변의 우주진공-암흑에너지와 상호작용을 하며, 우주의 토양인 암흑물질을 만들어낸다. 그리고 그 토양에서는 우주의 씨앗인 수소가 생성되며 천체들을 탄생시키고 성장시킨다. 그렇게 천체들의 질량이 커질수록 에너지도 커지고, 그 천체에너지는 암흑에너지와 상호작용을 하며 암흑물질을 만들어내는 것이다. X선 관측에 의해 나선은하나 타원은하의 질량에 비해 암흑물질이 10배 이상 많다는 것이 밝혀졌듯이, 은하의 질량이 커질수록 암흑물질은 그 10배 이상으로 많아졌다.

블랙홀은 원자를 붕괴시켜 중성자로 만들고, 또 그 중성자마저 붕괴시켜 물질이 전혀 존재하지 않는 진공상태를 만든다. 즉, 원-입자들이 극단적으로 압축된 진공을 만드는 것이다. 그런데 이런 일들만 계속 일어난다면, 결국 은하계들은 사라지고 블랙홀만 남게 된다. 은하를 이루고 있는 원자들이 다 붕괴되어, 원-입자로 돌아갈 테니 말이다. 하지만 그럴 염려는 없다.

원자와 중성자의 붕괴는 천체의 질량에 따른 중력에 비례하여 이루어지기 때문이다. 이 같은 메커니즘으로 인해 은하의 질량과 블랙홀의 질량은 비례한다.

허블 우주망원경으로 관측된 결과에 의하면 질량이 큰 은하일수록 더 무거운 블랙홀을 갖는 것으로 밝혀졌다. 은하 중심에 있는 거대질량의 블랙홀은, 은하 질량의 약 0.2%에 해당한다. 이런 현상은 구상 성단 중심에서 발견된 중간 크기의 블랙홀들에서도 똑같이 나타났다. 그런즉, 블랙홀과 은하의 질량비례를 초과하는 물질들은 블랙홀 밖으로 방출되기도 한다.

블랙홀 구조를 보면 광자까지 다 해체되고 마지막으로 남은 원-입자들이 압축된 핵이 있고, 그 주변에는 중성자로 이루어진 원반이 있으며, 또 그 밖으로는 극단적으로 압축된 철-원자로 이루어진 외층이 있다.

블랙홀이 시멘트로 다져진 성이라면, 중성자 영역은 벽들로 쌓은 성과 같고, 그 바깥의 원자는 빈 공간이 많은 풍선과 같다고 할 수 있다. 때문에 원자는 작은 시멘트입자들이 압축되며 단단히 다져진 견고한 성과 같은 블랙홀에 직접 진입할 수 없다. 풍선과 같은 구조가 해체되어 중성자가 되고, 또 그 중성자마저 붕괴되며 광자에 이르기까지 완전히 해체되어야 비로소 블랙홀로 진입할 수 있는 것이다. 이 같은 과정은 은하와 블랙홀의 질량에 비례하여 진행된다.

그 질량비례를 초월하는 물질들은 은하 밖으로 방출되는 것이다.

그렇게 블랙홀에서 방출되는 에너지-물질을 제트라고 한다.

제트는 은하 밖 다른 공간의 우주진공에 에너지를 제공하고, 그 우주진공을 이루고 있는 원-입자들을 결합시켜 암흑물질을 생성하고, 또 그 암흑물질에서 수소를 생성하며 질량을 확장한다. 때문에 블랙홀에서 방출된 제트의 흐름은 멀리 갈수록 점점 팽창한다.

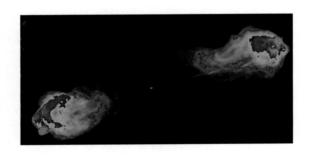

천문학자들은 아레시보 전파망원경으로 포착한 영상 자료를 조사해, 위 활동은하(Cyg-A)가 뿜어내는 강한 제트흐름의 실체를 관측했다. 이 관측 결과에서 보듯이 활동은하핵에서 가늘게 방출된 제트가 엄청난 규모로 팽창하며 확장됐다. 확장된 천체에서 붉은색은 고온이 발생하는 지역이다. 즉, 중력에 의해 밀도가 상승하며 고온이 발생하는 것이다. 이제 그곳에서 새로운 별과 행성들이 잉태하고 탄생하며 신생은하를 형성하게 될 것이다.

그런즉, 은하의 중심핵인 블랙홀 양옆으로 방출되고 확장된 천체는 아직 별이 없는 암흑은하와 같다. 아울러 이는 은하의 새끼치기와 같다.

다음 사진(출처-위키백과)은 전파은하(3C98)에서 방출된 에너지-물질의 모습인데, 넓게 팽창한 구름 가운데 가느다란 원줄기가 희미하게 보인다. 가운데 밝은 점은 활동은하의 핵(블랙홀)이며, 양쪽 끝부분의 밝은 점은 가장 밀도가 높은 곳이다.

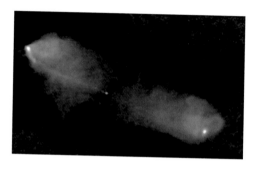

이제 그 양쪽 밝은 점들이 새로 형성될 신생은하의 핵이 될 것이다.

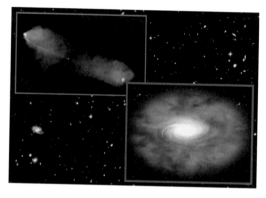

이 이미지는 활동은하핵에서 방출된 에너지-물질에서 또 새로운 신생 은하가 생겨나는 모습을 상징적으로 보여주고 있다.

이처럼 블랙홀에서 방출된 에너지-물질은 은하 밖에 있는 다른 공간 의 우주진공에 에너지를 제공하게 되고, 우주진공을 이루는 원-입자들 은 그 에너지를 얻어 결합하며 암흑물질로 변환된다. 그렇게 생겨난 암 흑물질에서 기본입자들이 생겨나고, 그 기본입자들이 결합하여 수소원 자로 생성되는 것이다.

원-입자 진실을 밝히기 위한 질문사항

51. 은하들에서 방출되는 에너지 값에 따라, 우주진공을 이루고 있는 원-입자들이 결합하여 암흑물질로 생성된다. 그래서 은하들의 주위에는, 그 은하들의 질량보다 10배나 많은 암흑물질이 감싸고 있다. 아울러 그 암흑물질은 은하가 확장되며 질량이 커질수록 함께 커진다. 그 은하들에서 방출되는 에너지 값에 따라, 주변의 암흑에너지-진공을 이루고 있는 원-입자들이 결합하여 암흑물질로 생성되는 것이다.

그리고 그 암흑물질에서 생성된 수소가스가 성운을 이루고, 그 성운에서 별들이 탄생하며 은하를 확장-성장시킨다. 그렇게 우주의 암흑물질과 일반물질은 함께 확장되어 왔으며, 지금도 계속 확장되고 있다.

현대 우주과학기술로 밝혀진 이 진실을 물리적 증거로 반론할 수 있는가?

52. 지금도 계속 확산되고 있는 우리은하의 과거를 추적하면, 신생 별들로 이루어진 산개성단이 생기기 전에 태양계가 있었고, 태양처럼 청춘기의 별들이 있기 전에 오래된 별들로 구성된 구상 성단이 있었으며, 또 구상 성단이 있기 전에 은하의 중심핵에 있는 블랙홀이 있었다. 그리고 그 블랙홀이 생겨나기 전에는, 아직 은하가 형성되지 않은 초기우주의 성운이 있었다. 현대 우주과학기술로 밝혀진 이 진실을 물리적 증거로 반론할 수 있는가?

53. 별들이 생성되는 오리온성운에서 수소로 이루어진 주변의 가스는

매초 18km 속도로 확산되고 있다. 성운의 내부에서는 별들이 생성되며 수백억 배 이하로 수축하고, 밖으로는 초당 45리 달리는 속도로 매우 빠르게 확산되고 있는 것이다.

만약 수소가 생성되지 않는다면 수백억 이하로 수축되며 줄어들어야 하는데, 별들이 생성되는 은하를 감싸고 있는 암흑물질과 수소가 계속 생성되고 있기 때문에, 그처럼 빠른 속도로 확산되고 있는 것이다.

아울러 별들이 생성되는 성운을 확산성운이라고 한다.

현대 우주과학기술로 밝혀진 이 진실을 물리적 증거로 반론할 수 있는가?

54. 별들이 생성되는 은하의 바깥 주변에서 수소가 생성되며 확산됨에 따라, 성운의 중력도 커진다. 또 그에 따라 성운의 내부 밀도가 올라가며 고밀도의 에너지 덩어리가 생기고, 거기서 별과 행성들이 잉태되고 탄생한다. 그리고 그 별과 행성들이 모여 은하가 형성된다.

현대 우주과학기술로 밝혀진 이 진실을 물리적 증거로 반론할 수 있는가?

55. 암흑물질의 질량은 은하를 형성하는 일반물질의 질량과 함께 확장되었다. 그런즉, 만약 암흑물질이 생성되지 않고 은하의 질량만 확장된다면, 암흑물질의 질량은 은하의 질량보다 작아질 것이다.

또 현대천문학의 주장대로 암흑물질이 소멸되고 있다면, 역시 암흑물질의 질량은 은하의 질량보다 작아질 것이다.

하지만 현대 우주과학기술의 관측 결과에 의하면, 암흑물질의 질량은 은하의 10배 정도가 된다. 작은 은하의 암흑물질도 10배이고, 큰 은하의 암흑물질도 10배 정도인 것이다.

이는 은하의 성장과 함께 암흑물질도 생성-확장되었다는 물리적 증거이다.

현대 우주과학기술로 밝혀진 이 진실을 물리적 증거로 반론할 수 있는가?

56. 우리은하는 나선-팔을 따라 안으로 들어갈수록 별들의 나이가 대체로 많아지며, 또 그 중심에서 밖으로 나올수록 별들의 나이가 대체로 젊어진다.

이는 우리은하의 과거를 거슬러 올라갈수록 질량이 줄어들며, 또 그 원점에서부터 밖으로 나올수록 질량이 확장된다는 것과 같은 의미이다.

현대 우주과학기술로 밝혀진 이 진실을 물리적 증거로 반론할 수 있는가?

57. 원시항성의 대폭발로 흩어진 잔해의 한 조각-성운에서 우리은하가 형성되었다. 그 성운에서 방출하는 전자기파는 주변의 진공을 이루고 있는 원-입자들에 에너지를 제공하였다. 그리하여 원-입자들은 그 에너지로 결합하며 암흑물질로 변환되었다. 그렇게 암흑물질이 확장되며, 성운에서 방출되는 에너지와 밀착된 곳에서는 수소원자가 생겨났다. 즉, 성운에서 방출되는 에너지를 가장 많이 받는 입자들이 결합하여 수소원자로 생성되었다.

현대 우주과학기술로 밝혀진 이 진실을 물리적 증거로 반론할 수 있

는가?

58. 은하의 질량이 커질수록 암흑물질의 질량도 커졌다. 아기가 커가면서 힘이 세지듯이, 우주의 천체들도 성장할수록 에너지가 커진다. 즉, 우주의 질량이 커질수록 그만큼 에너지도 커지는 것이다.

그 에너지는 주변의 우주진공-암흑에너지와 상호작용을 하며, 우주의 토양인 암흑물질을 만들어낸다. 그리고 그 토양에서는 우주의 씨앗인 수소가 생성되며 천체들을 탄생시키고 성장시킨다. 그렇게 천체들의 질량이 커질수록 에너지도 커지고, 그 천체에너지는 암흑에너지와 상호작용을 하며 암흑물질을 만들어내는 것이다. X선 관측에 의해 나선은하나 타원은하의 질량에 비해 암흑물질이 10배 이상 많다는 것이 밝혀졌듯이, 은하의 질량이 커질수록 암흑물질은 그 10배 이상으로 많아졌다.

현대 우주과학기술로 밝혀진 이 진실을 물리적 증거로 반론할 수 있는가?

59. 블랙홀은 원자를 붕괴시켜 중성자로 만들고, 또 그 중성자마저 붕괴시켜 물질이 전혀 존재하지 않는 진공상태를 만든다. 즉, 원-입자들이 극단적으로 압축된 진공을 만드는 것이다.

그런데 이런 일들만 계속 일어난다면, 결국 은하계들은 사라지고 블랙홀만 남게 된다. 은하를 이루고 있는 원자들이 다 붕괴되어, 원-입자로 돌아갈 테니 말이다. 하지만 그럴 염려는 없다.

원자와 중성자의 붕괴는 천체의 질량에 따른 중력에 비례하여 이루어지기 때문이다. 이 같은 메커니즘으로 인해 은하의 질량과 블랙홀의 질량은 비례한다.

허블 우주망원경으로 관측된 결과에 의하면 질량이 큰 은하일수록 더 무거운 블랙홀을 갖는 것으로 밝혀졌다. 은하 중심에 있는 거대질량의 블랙홀은, 은하 질량의 약 0.2%에 해당한다. 이런 현상은 구상 성단 중심에서 발견된 중간 크기의 블랙홀들에서도 똑같이 나타났다. 그런즉, 블랙홀과 은하의 질량비례를 초과하는 물질들은 블랙홀 밖으로 방출되기도 한다.

현대 우주과학기술로 밝혀진 이 진실을 물리적 증거로 반론할 수 있는가?

60. 블랙홀 구조를 보면 광자까지 다 해체되고 마지막으로 남은 원-입자들이 압축된 핵이 있고, 그 주변에는 중성자로 이루어진 원반이 있으며, 또 그 밖으로는 극단적으로 압축된 철-원자로 이루어진 외층이 있다.

블랙홀이 시멘트로 다져진 성이라면, 중성자 영역은 벽들로 쌓은 성과 같고, 그 바깥의 원자는 빈 공간이 많은 풍선과 같다고 할 수 있다. 때문에 원자는 작은 시멘트 입자들이 압축되며 단단히 다져진 견고한 성과 같은 블랙홀에 직접 진입할 수 없다. 풍선과 같은 구조가 해체되어 중성자가 되고, 또 그 중성자마저 붕괴되며 광자에 이르기까지 완전히 해체되어야 비로소 블랙홀로 진입할 수 있는 것이다.

이 같은 과정은 은하와 블랙홀의 질량에 비례하여 진행된다.

그 질량비례를 초월하는 물질들은 은하 밖으로 방출되는 것이다.

현대 우주과학기술로 밝혀진 이 진실을 물리적 증거로 반론할 수 있는가?

61. 블랙홀에서 방출되는 에너지-물질을 제트라고 한다.

제트는 은하 밖 다른 공간의 우주진공에 에너지를 제공하고, 그 우주진공을 이루고 있는 원-입자들을 결합시켜 암흑물질을 생성하고, 또 그 암흑물질에서 수소를 생성하며 질량을 확장한다. 때문에 블랙홀에서 방출된 제트의 흐름은 멀리 갈수록 점점 팽창한다.

천문학자들은 아레시보 전파망원경으로 포착한 영상 자료를 조사해, 활동은하(Cyg-A)가 뿜어내는 강한 제트흐름의 실체를 관측했다. 이 관측 결과에서 보듯이 활동은하핵에서 가늘게 방출된 제트가 엄청난 규모로 팽창하며 확장됐다.

확장된 천체에서 붉은색은 고온이 발생하는 지역이다.

즉, 중력에 의해 밀도가 상승하며 고온이 발생하는 것이다.

이제 그곳에서 새로운 별과 행성들이 잉태하고 탄생하며 신생은하를 형성하게 될 것이다. 그런즉, 은하의 중심핵인 블랙홀 양옆으로 방출되고 확장된 천체는 아직 별이 없는 암흑은하와 같다. 아울러 이는 은하의 새끼치기와 같다.

현대 우주과학기술로 밝혀진 이 진실을 물리적 증거로 반론할 수 있는가?

62. 블랙홀에서 방출된 에너지-물질은 은하 밖에 있는 다른 공간의 우주진공에 에너지를 제공하게 되고, 우주진공을 이루는 원-입자들은 그 에너지를 얻어 결합하며 암흑물질로 변환된다. 그렇게 생겨난 암흑물질에서 기본입자들이 생겨나고, 그 기본입자들이 결합하여 수소원자로 생성되는 것이다. 현대 우주과학기술로 밝혀진 이 진실을 물리적 증거로 반론할 수 있는가?

중성수소와 원-입자

우주에는 수소원자로 이루어진 영역과 수소분자로 이루어진 영역이 있는데, 전기적으로 중성 상태인 수소원자(HI)로 이루어진 가스지역을 중성수소영역이라 한다. 중성수소는 우주에서 생성된 최초의 물질이다. 이 수소원자가 분자로 결합하며 성운을 형성하고 별을 생성하며, 또 핵융합을 통해 많은 물질을 만들어내는 원재료인 것이다. 때문에 원자에 수소원자가 몇 개 들어가 있는가에 따라 물질의 종류가 정해진다. 아울러 원자번호는 그 원자에 들어있는 수소원자의 개수를 나타낸다고 할 수 있다. 중성수소영역은 수소를 생성할 수 있는 은하들에서만 나타나고, 수소를 생성할 수 없는 은하들에는 없다. 이 중성수소는 천체에서 방출되는 에너지의 간섭을 받게 되면 이온화된다. 그런즉, 중성수소는 이온화되지 않은 수소원자이다. 아울러 이 영역은 밝게 빛나지 않지만

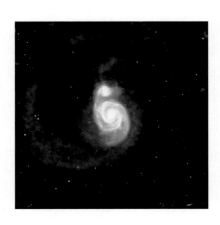

21-cm(1,420MHz) 선을 발산할 수 있다. 그래서 가시광선에서는 관측이 안 되지만 **전파망원경**으로는 관측이 가능하다.

왼쪽 사진은 미국 국립전파천문관측소가 관측한 소용돌이은

하의 중성수소 분포이다. 가시광선 대역에서는 보이지 않던 커다란 팔이 왼쪽으로 길게 뻗어 있다.

이 이미지에서 보는 것처럼 가시광선 대역에서는 보이지 않던 중성수소영역이 전파망원경으로 확인이 된다. 이 은하에서는 새로 태어난 많은 별들이 확인되었다. 우주의 모든 물체는 다양한 파장의 전자기파를 방출하는데, 우리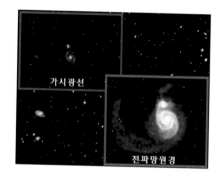
가 눈으로 볼 수 있는 전자기파를 가시광선이라 한다. 그 외 가시광선보다 파장이 짧은 자외선이나 X선, 감마선 등은 눈으로 볼 수 없다.

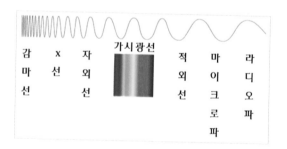

위 그림에서 보여주듯이 가시광선보다 파장이 짧거나 긴 전자기파는 눈으로 확인할 수 없다. 그런즉, 눈에 보이는 것만이 진실이 아니다.

우주에서 초신성이 폭발하고 천체들이 충돌하는 등의 사건이 발생할 때, 가시광선뿐만 아니라 X선, 전파 등 다양한 파장의 전자기파가 발생된다. 때문에 우주에서 오는 전파들은 우주 도처에서 발생하는 다양한 사건들의 정보를 갖고 있다. 우리는 흔히 전파를 통신수단으로 생각하는데, 실제로 우주에서 오는 전파에는 많은 진실을 기록한 정보들이 담겨 있다는 것이다. 그러므로 전파망원경을 통해 우주의 많은 진실을 확인할 수 있다.

은하에 젊은 별이 많이 생성된다는 것은 곧 그 별들을 생성할 재료가 많다는 것이다. 별의 생성은 일반적으로 중성수소 가스의 양에 비례한다. 때문에 나선은하나 불규칙은하는 중성수소가 차지하는 질량의 비중이 수십 퍼센트 이상 된다. 반면에 별을 생성하지 못하는 타원은하에는 중성수소 가스가 거의 없다. 그래서 대부분의 타원은하에는 젊은 별들이 없고 오래된 별만 있는 것이다.

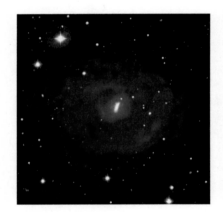

사진(EST 제공)은 중성수소원자 구름에 둘러싸인 왜소은하(UGC 5288)의 모습이다. 사진에서 흰색의 천체는 가시광선에서 관측된 영상이고, 푸른색의 중성수소영역은 전파망원경으로 관측된 영상이다.

그런즉, 가시광선으로 보면 이 왜소은하는 지극히 작은 은하에 불과하다. 하지만 전파망원경으로 보면 거대한 수소원자 구름이 확인되는 것이다.

사진의 중심에 보이는 왜소은하(UGC 5288)의 지름은 약 6천 광년인 데 비해, 그 주위에 퍼져있는 중성수소의 지름은 4만 광년 정도이다.

지구에서 약 1,600만 광년 거리에 있는 이 은하를 둘러싸고 있는 수소원자 구름은 잔잔하게 퍼져 있다. 이는 수소원자 구름이 다른 에너지의 간섭을 받지 않은 상태여서, 초기우주의 모습을 그대로 재현하고 있다.

아직 별이 없었던 원시우주는 순수 중성수소원자로 이루어졌다. 그 중성수소원자는 밀도가 상승하며 고온이 발생하는 중심부에서 이온화되며 분자로 결합하였다.

지금의 우주에서도 아직 별이 생겨나지 않은 암흑은하는 중성수소로 이루어져 있다. 중요한 것은 그 중성수소가 계속 확산되고 있다는 것이다. 별이 생성되는 은하들에서 방출하는 에너지는 주변의 암흑에너지를 이루고 있는 원-입자를 결합시켜 암흑물질로 만들고, 또 그 암흑물질에서 수소를 생성하며 계속 확산되고 있는 것이다.

원-입자 진실을 밝히기 위한 질문사항

63. 중성수소는 우주에서 생성된 최초의 물질이다. 이 수소원자가 분자로 결합하며 성운을 형성하고 별을 생성하며, 또 핵융합을 통해 많은 물질을 만들어내는 원재료인 것이다.

때문에 원자에 수소원자가 몇 개 들어가 있는가에 따라 물질의 종류가 정해진다. 아울러 원자번호는 그 원자에 들어있는 수소원자의 개수를 나타낸다고 할 수 있다. 중성수소영역은 수소를 생성할 수 있는 은하들에서만 나타나고, 수소를 생성할 수 없는 은하들에는 없다. 현대 우주과학기술로 밝혀진 이 진실을 물리적 증거로 반론할 수 있는가?

64. 이 중성수소는 천체에서 방출되는 에너지의 간섭을 받게 되면 이온화된다. 그런즉, 중성수소는 이온화되지 않은 수소원자이다. 아울러 이 영역은 밝게 빛나지 않지만 21-cm(1,420MHz) 선을 발산할 수 있다.

그래서 가시광선에서는 관측이 안 되지만 **전파망원경**으로는 관측이 가능하다.

우주에서 초신성이 폭발하고 천체들이 충돌하는 등의 사건이 발생할 때, 가시광선뿐만 아니라 X선, 전파 등 다양한 파장의 전자기파가 발생된다. 때문에 우주에서 오는 전파들은 우주 도처에서 발생하는 다양한 사건들의 정보를 갖고 있다.

우리는 흔히 전파를 통신수단으로 생각하는데, 실제로 우주에서 오는 전파에는 많은 진실을 기록한 정보들이 담겨 있다는 것이다. 그러므로 전파망원경을 통해 우주의 많은 진실을 확인할 수 있다. 현대 우주과학기술로 밝혀진 이 진실을 물리적 증거로 반론할 수 있는가?

65. 은하에 젊은 별이 많이 생성된다는 것은 곧 그 별들을 생성할 재료가 많다는 것이다. 별의 생성은 일반적으로 중성수소 가스의 양에 비례한다. 때문에 나선은하나 불규칙은하는 중성수소가 차지하는 질량의 비중이 수십 퍼센트 이상 된다. 반면에 별을 생성하지 못하는 타원은하에는 중성수소 가스가 거의 없다. 그래서 대부분의 타원은하는 젊은 별들이 없고 오래된 별만 있는 것이다. 현대 우주과학기술로 밝혀진 이 진실을 물리적 증거로 반론할 수 있는가?

66. 왜소은하(UGC 5288)의 지름은 약 6천 광년인 데 비해, 그 주위에

퍼져있는 중성수소의 지름은 4만 광년 정도이다. 지구에서 약 1,600만 광년 거리에 있는 이 은하를 둘러싸고 있는 수소원자 구름은 잔잔하게 퍼져 있다.

중요한 것은 그 중성수소가 계속 확산되고 있다는 것이다. 별이 생성되는 은하들에서 방출하는 에너지는 주변의 암흑에너지를 이루고 있는 원-입자를 결합시켜 암흑물질로 만들고, 또 그 암흑물질에서 수소를 생성하며 계속 확산되고 있는 것이다.

현대 우주과학기술로 밝혀진 이 진실을 물리적 증거로 반론할 수 있는가?

원-입자와 은하헤일로

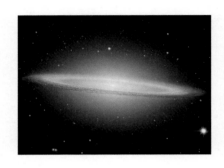

이 사진(나사 제공)은 2,900만 광년 거리에 있는 처녀자리 은하단에 속한 솜브레로 은하(M104)이다. 이 은하를 희미한 빛이 감싸고 있는 것을 헤일로라 한다. 사실 헤일로는 인간의 눈으로 확인할 수 있는 가시광선 영역에서 잘 보이지 않기 때문에, 은하 자체와는 달리 관측이 매우 까다롭다.

어떤 파장대에서 관측해도 그 전모를 다 밝히기 어려운 것이다.

그래서 헤일로에 대한 진실은 아직도 구체적으로 밝혀지지 않고 있다.

미국 인디애나주의 노터데임 대학의 니콜라스 레너를 비롯한 천문학자들은 나사의 허블 우주 망원경을 이용해서, 은하 헤일로를 관측하는 새로운 방법을 시도했다. 즉 헤일로 자체를 관측하는 것이 아니라, 먼 퀘이사에서 오는 빛이 헤일로를 지날 때 일부 파장이 흡수되는 것을 관측하는 방식이었다.

연구팀은 그 프로그램을 통해서 44개의 은하를 관측하고, 우리은하에서 가장 가까이 있는 안드로메다은하에 눈길을 돌렸다. 그리고 헤일로를 관측하기 위해서 허블우주망원경의 자외선 관측 능력을 활용했다.

퀘이사에서 오는 자외선 파장은 지구 자기장-대기에서 쉽게 흡수되기 때문에, 우주를 관측하려는 천문학자들에게는 좋지 않은 현상이기도 하다.

하지만 허블우주망원경으로는 관측이 가능하다.

연구팀이 허블우주망원경으로 헤일로를 관측하자 놀라운 사실이 드러났다.

안드로메다은하 주변 헤일로는 이전에 생각했던 것보다 6배나 더 큰 지름을 가지고 있었는데, 그 반지름은 100만 광년에 달하는 것 같았다.

이 사진(나사 제공)이 안드로메다은하를 둘러싸고 있는 200만 광년 크기의 헤일로이다. 이 결과는 18개의 퀘이사 적외선 파장을 분석한 결과이기 때문에 좀 더 검증이 필요하다.

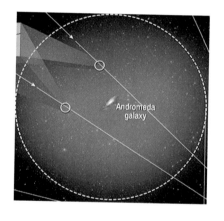

오른쪽 이미지는 우리은하를 둘러싸고 있는 헤일로의 모습을 상징적으로 보여주고 있다. 이 헤일로는 30만 광년 정도의 규모로 분포되어 있고, 또 그 바깥에 암흑물질이 60만 광년 정도까지 분포되어 있는 것으로 알려져 있다.

그럼 헤일로의 정체는 뭘까?

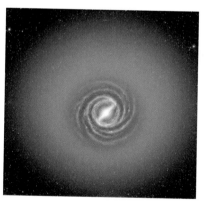

그동안 천문학자들에 의해 헤일로의 구성 물질에 대해 꾸준한 연구가 계속되어 왔는데, 40여 년 전에는 고온의 플라스마가 헤일로에 존재할 것이라는 주장이 제기되었다. 그리고 현재는 이온화된 입자로 구성되었다고 주장하기도 한다. 원자가 전자를 잃거나 얻으면 이온화되었다고 하는데, 그런 입자들로 헤일로를 이루고 있다는 것이다.

하지만 그런 주장들은 은하의 정체성을 모르는 데서 비롯된 추정에 불과하다.

아울러 은하의 정체성을 알면 헤일로의 존재도 쉽게 이해할 수 있다.

보통 사진에서 헤일로는 희미한 후광처럼 보이는데, 이 헤일로는 은하의 중심핵 부분에 가까이 갈수록 밝아지는 반면에 멀어질수록 희미해지며 타원형의 구조를 나타낸다. 이는 모든 은하들에서 동일하게 나타난다.

이 같은 현상은 은하에서 방출되는 에너지와 관련이 있다.

은하의 중심핵에는 거대한 자석이 존재하는데, 그 중심핵의 자전축으로 은하가 회전한다. 또한 그 중심핵의 자전축은 물질이 방출되는 운동 방향이기도 한데, 무려 100만 광년 너머까지 방출된다. 실로 엄청난 에너지가 아닐 수 없다.

은하 안에 존재하는 모든 별들과 행성들도 중심에 막대자석을 갖고 있는데, 그 자기장은 천체를 감싸고 보호하는 역할을 한다. 우리은하에 있는 1억 개 정도의 블랙홀을 비롯하여 약 3천억 개의 별과, 500억 개 정도의 행성들이 모두 거대한 자석을 품고 있는 것이다.

다음 이미지는 태양풍을 막아내며 지구를 보호하는 자기장의 모습을 상징적으로 보여주고 있다. 이 자기장이 없다면 지구 생명체는 생겨날 수도 존재할 수도 없다. 그런 즉, 전자기파가 입자이듯이 자기장도 입자들로 이루어져 있다.

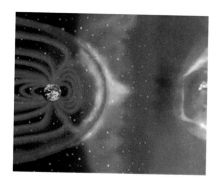

원자의 궤도를 돌고 있는 전자가 끊임없이 운동할 수 있는 원인은, 무한대한 공간을 이루고 있는 원-입자들로부터 그 에너지를 제공받기 때문이다.

상대성에 따라 변화무쌍한 원-입자들은 에너지를 얻으면, 그 에너지 값에 따른 질량을 가진 입자로 변환되는 특징이 있다. 때문에 원자는 끊임없이 전자기파를 방출하면서도 질량이 줄어들지 않고 보존할 수 있다.

원자에서 전자기파를 방출한다는 것은 곧 그 에너지를 가진 입자를 방출한다는 것이다.

전자기파는 전기장과 자기장을 형성한다.

아울러 전기장이 입자들로 이루어졌듯이 자기장도 입자들로 이루어져 있다.

전기장을 이루는 입자를 하전입자라고 한다.

그런즉, 자기장도 입자들로 이루어졌다는 것이다.

원자는 전기에너지와 자기력을 동시에 갖고 있다. 때문에 원자들의 자성을 한 방향으로 향하게 하면 자석이 된다. 자석을 망치로 두드리면 원자들의 자성 방향이 흩어지며 자석으로서의 자성을 잃게 된다. 하지만 다른 자석의 도움으로 그 자성 방향을 회복시키면 자석의 자성도 회복된다. 이처럼 자석은 원자들의 자성 방향에 의해 결정되는 것이다.

마찬가지로 중력에 의해 지구 중심에 있는 원자들의 자성이 한 방향으로 향하게 되고, 그 방향으로 자력선 입자가 나오며 자기장을 형성한다.

이처럼 자기장을 이루는 입자의 정체성을 밝히는 것은 우주의 진실을 밝히는 데서, 또 우주를 이해하는 데서 매우 중요한 문제이다.

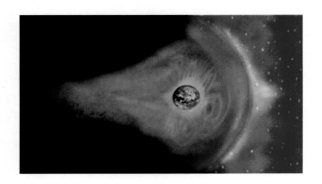

위 이미지에서 보듯이 태양풍을 막는 방향의 지구자기장이 밀리는 반면, 반대편 자기장은 길게 꼬리를 형성한다. 밤과 낮에 따라 지구 방향이 바뀌면, 자기장 꼬리의 방향도 바뀌게 된다. 그런즉, 태양풍이 없다면 지구자기장은 은하를 감싸고 있는 헤일로와 같은 모양을 가질 것이다.

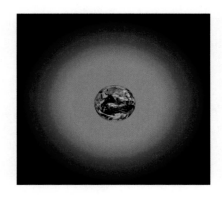

왼쪽 이미지는 지구 자기장이 태양풍의 간섭을 받지 않을 경우의 모습을 가상하여 상징적으로 보여주고 있다.

이 이미지는 지구자기장과 우리 은하를 감싸고 있는 헤일로의 모습을 비교하여 상징적으로 보여주고 있다. 실제로 은하들에는 자기장이 존재하고 있다.

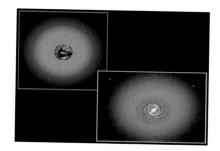

오른쪽 사진은 나선은하(IC 342)를 촬영한 에펠스버그 전파 빛 통의 모습인데, 사진상의 선들은 자기장의 방향을 나타낸다.

천문학자들이 여러 개의 빛 통을 이용하여 가까운 이웃 은하를 세밀하게 연구함으로써 은하의 주요 나선 팔 주위를 휘감고 있는

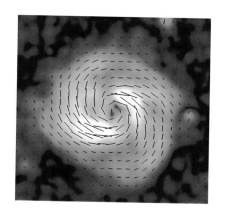

자기장을 발견해냈다. 독일 막스플랑크 전파 천문연구소의 라이너 벡 (Rainer Beck)은 이 연구를 통해 은하가 어떻게 형성되고 진화하는지에 대한 주요한 질문들을 푸는 데 도움을 줄 것이라고 말했다.

발전기의 자기장을 이루는 입자는 전기장 입자로 변환된다. 아울러 전자기파는 전기장과 자기장을 동시에 갖는다. 고압선에 전기가 흐르면 순식간에 전자기장이 생긴다. 전류의 세기가 크면 클수록 전자기장의 규모도 커진다. 은하의 헤일로도 마찬가지이다. 은하의 에너지가 크면 클수록 그 은하를 감싸고 있는 헤일로도 커지는 것이다.

고압선에 전기가 끊기면 주변의 전자기장도 동시에 사라진다. 전자기장을 이루고 있던 입자들이 에너지를 잃는 동시에 해체되어 원-입자로 돌아가기 때문이다.

어둠 속에서 촛불을 밝히면 많은 광자들이 생겨난다. 촛불과 가까울수록 밝은 것은 광자들의 밀도가 높기 때문이다. 즉, 촛불과 가까울수록 많은 에너지를 얻을 수 있기 때문에 많은 광자들이 생겨난 것이다.

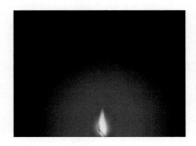

이 이미지에서 보여주듯이, 촛불과 멀수록 어두워진다. 촛불과 멀수록 에너지가 약해지기 때문에 광자가 적게 생겨나는 것이다.

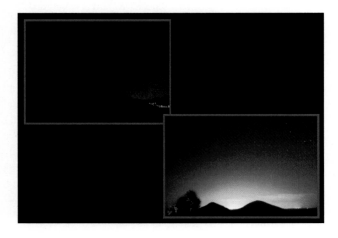

위 사진은 도시와 멀리 떨어진 시골 밤하늘과, 산 너머에 도시가 있는 밤하늘을 비교하여 상징적으로 보여주고 있다. 사진에서 보듯이 도시가

있는 하늘에 헤일로가 생긴 것이다. 이 헤일로의 원천이 도시에 있듯이, 은하를 감싸고 있는 헤일로의 원천은 은하에 있다.

이 이미지는 솜브레로 은하 중심핵의 에너지를 상징적으로 보여주고 있다.

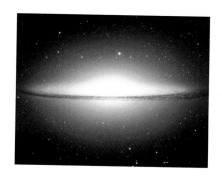

이 은하는 은하핵이 상당히 밝으며, 팽대부가 이례적으로 크다.

그 이유는 중심핵의 블랙홀 질량과 관련이 있다.

솜브레로 은하 중심핵을 이루는 블랙홀의 질량은 태양의 10억 배 정도가 되는데, 이는 우리은하와 가까운 은하들에서 가장 큰 축에 속한다. 이 같은 조건들로 인해 솜브레로 은하의 헤일로는 다른 은하들에 비해 매우 밝은 편이다.

모든 은하에서 중심핵 부분은 가장 밝은 부분이다. 물론 블랙홀에는 빛이 존재하지 않지만, 그 주위를 둘러싸고 있는 구조는 가장 밝은 빛을 발하는 것이다.

그리고 그 빛은 중심핵과 멀어질수록 점점 어두워진다.

즉 은하의 헤일로는 에너지가 가장 많은 중심핵과 가까울수록 밝아지는 반면에, 은하의 중심핵과 멀어질수록 약해진다. 이는 헤일로를 이루는 입자들의 밀도가 은하중심핵과 가까울수록 높아지는 반면에, 은하중심핵과 멀어질수록 헤일로의 밀도가 낮아지기 때문이다.

촛불과 가까울수록 광자의 밀도가 높아지는 반면에, 촛불과 멀어질수록 광자의 밀도가 낮아지듯이 말이다.

무한대한 공간을 이루고 있는 원-입자는 에너지가 있는 곳에 몰리는 특징이 있다. 어두운 방 안에서 촛불을 밝히면 원-입자들이 몰리며 결합하여 광자로 나타난다. 냄비에 물을 끓여도 원-입자들이 몰리며 물-분자를 이루고 있는 원자들을 팽창시켜 증기로 나타난다. 열기구에 불을 지펴도 열기구 안의 공기 분자를 이루고 있는 원자들을 팽창시켜, 하늘로 날아오르게 한다.

부항단지에 불을 지펴도 원-입자들이 몰려들며 불입자로 변환되어 단지 안의 공기분자를 밀어내고 진공상태를 만든다. 이 같은 이치를 이용한 것이 부항 치료법이다.

이 외에도 원-입자에 대한 증거는 책 두 권에 이를 정도로 방대하다.

그런즉, 은하의 헤일로도 원-입자에서 변환된 입자들로 바탕을 이루고 있다.

다음 이미지는 촛불 주위에 생긴 광자와, 산 너머 도시의 밤하늘에 생긴 헤일로와, 은하의 헤일로를 비교하여 상징적으로 보여주고 있다.

은하는 우주에 지어진 거대한 성이다.

그 성안에는 수많은 블랙홀들을 비롯하여 수천억 개의 별과 수백억 개의 행성들이 존재한다. 바로 그 천체들이 은하의 헤일로를 만들어낸 에너지의 원천이다. 즉, 그 에너지가 주변의 우주 공간을 이루고 있는 원-입자들을 결합시켜 은하의 헤일로를 만들어낸 것이다.

아울러 분명한 사실은 은하에서 방출하는 에너지를 얻은 원-입자들이 결합하며 변환된 입자들이, 은하의 전자기장을 이루고 있다는 것이다.

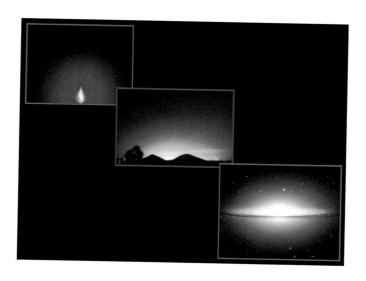

천문학과 물리학에서는 빛을 전자기파라고 부른다.

이는 전기장과 자기장을 동시에 가진다는 뜻이다.

은하를 둘러싸고 있는 헤일로가 전자기장이란 것은 곧 전자기파를 가진 공간임을 의미한다. 전자기파는 비슷한 성질을 가진 파장의 구간을 정하여 구분하는데, 파장이 짧은 영역부터 ɤ선, X선, 자외선, 가시광선, 적외선, 전파(마이크로파, 라디오파)로 나열할 수 있다.

그런즉, 은하를 감싸고 있는 헤일로 끝자락의 넓은 영역은 가시광선에서는 확인되지 않고, 자외선에서 확인이 가능하다. 헤일로를 관측하기 위해 허블우주망원경의 자외선 관측 능력을 활용하는 것도 바로 그 때문이다.

자외선은 가시광선의 파장보다는 짧고, X선의 파장보다는 긴 고에너지를 가진 전자기파이다. 10nm~400nm 정도의 파장으로 극단적으로 짧은 파장의 자외선인 경우 X선과 거의 구별할 수 없는 특징이 있다.

어쨌거나 현대과학은 허블우주망원경의 자외선 관측 능력을 통해 헤일로의 존재를 확인하였다. 우리은하를 감싸고 있는 이 헤일로는 30만 광년 정도의 규모로 분포되어 있고, 또 그 바깥으로는 암흑물질이 60만 광년 정도까지 분포되어 있는 것으로 알려져 있다.

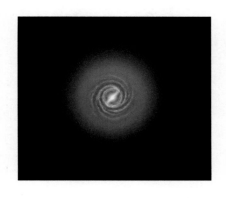

이 이미지는 헤일로 바깥에 분포되어 있는 암흑물질을 상징적으로 보여주고 있다. 하지만 우리는 암흑물질을 시각적으로 확인할 수 없고 중력렌즈 효과를 통해서만 확인이 가능하다. 우리가 시각적으로 확인할 수 있는 물질은 헤일로를 이루고 있는 입자부터인 것이다. 그런즉, 이는 암흑물질 입자의 질량이, 헤일로를 이루는 입자의 질량보다 작다는 증거이다. 만약 암흑물질 입자의 질량이 더 무겁다면, 은하를 감싸고 있는 헤일로의 위치가 바뀌었을 것이다.

은하핵에 몰려든 중력입자의 밀도가 높다고 해서 중력입자 개체의 질량이 커지진 않는다.

촛불과 가까울수록 더 밝아진다고 해서 광자들의 질량이 커지지도 않는다. 그냥 밀도가 높을 뿐이다.

이와 마찬가지로 암흑물질도 밀도가 높아진다고 해서 입자의 개체 질량이 커지지 않는다. 즉, 암흑물질이 은하의 맨 바깥에 밀려나 있다는 것은 곧, 은하를 이루고 있는 물질의 질량 중에서 암흑물질의 질량이 가장 가볍다는 것이다.

수소가스를 넣은 고무풍선은 물속에 가라앉을 수 없다. 무거운 쇳덩이를 매달아 깊은 물 속에 가라앉힌다 해도, 물의 압력에 의해 고무풍선이 터져버릴 수 있다. 그 경우 수소가스는 물속을 속히 빠져나와 하늘로 사라진다. 이는 수소가스가 지구를 이루는 원소들 중에서 가장 가벼운 원소이기 때문이다. 이처럼 암흑물질이 은하로부터 가장 멀리 떨어진 가장자리에 분포되어 있는 것도, 암흑물질이 은하를 이루고 있는 물질의 질량 중에서 가장 가볍기 때문이다.

암흑물질 후보로는 액시온, 중성미자, 윔프 등이 있었다.

그러나 실험과 계산을 통해 대부분 후보에서 탈락하고, 현재 가장 유력시되는 것이 윔프이다. 천체물리학자들은 이 윔프가 양성자 질량의 100배 이상일 것이라고 주장한다. 만약 그 주장대로라면 은하를 감싸고 있는 헤일로와 암흑물질의 순서는 뒤바뀌게 된다.

즉, 은하를 감싸고 있는 헤일로가 암흑물질의 바깥으로 밀려나게 되는 것이다.

하지만 현대 우주과학기술로 밝혀진 우주현실은 그렇지 않다.

은하의 핵에는 가장 질량이 무거운 블랙홀이 있고, 은하는 원자들로 이루어진 물질로 이루어져 있고, 은하의 변두리에는 대부분의 수소원자들로 이루어져 있고, 그 바깥으로는 헤일로를 이루는 입자들이 둘러싸고 있고, 또 그 바깥으로는 암흑물질이 둘러싸고 있는 것이다.

다음 이미지는 은하를 구성하는 물질의 질량 순서를 상징적으로 보여주고 있다.

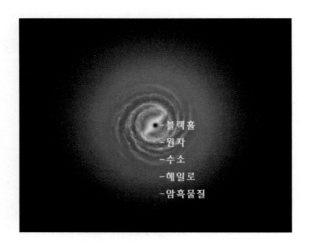

이처럼 원-입자와 헤일로를 통해서 암흑물질의 질량에 대한 진실도 확인할 수 있는 것이다. 은하 헤일로에서 방사되는 전파를 은하전자싱크로트론복사라고 하는데, 자기장에서 상대론적으로 운동하는 전자가 가속운동을 하면서 방출되는 복사가 싱크로트론 복사이다.

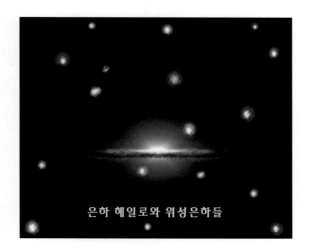

은하 헤일로와 위성은하들

앞의 이미지는 은하 헤일로 안과 바깥에 존재하는 위성은하들을 상징적으로 보여주고 있다. 우리은하에서 큰개자리 왜소은하는 2만 5천 광년 거리에 있고, 궁수자리 왜소은하는 8만 광년 거리에 있다. 이 외에도 적지 않은 위성은하들이 우리은하 헤일로 안에 있다. 은하 헤일로에는 많은 구상 성단뿐만 아니라 위성은하들도 존재하는 것이다. 그 천체들에서 만들어진 물질은 초신성 폭발을 통해 헤일로에 뿌려지기도 한다. 또 그 천체들에서 생성된 수소는 마젤란 흐름과 같은 현상을 만들어내기도 한다.

은하의 충돌과 같은 사건이 발생하기도 한다.

이처럼 헤일로에서는 많은 사건들이 발생하기 때문에, 헤일로에는 그 사건들에서 비롯된 물질이 포함되어 있다. 아울러 지구와 목성의 대기권을 이루는 원소들이 다르듯이, 은하들의 헤일로에 포함된 원소들도 다를 수 있다.

은하와 헤일로는 중력으로 한 몸을 이루고 있기 때문에 함께 회전하고 있다.

즉, 은하는 정지해 있는 헤일로 속에서 회전하고 있는 것이 아니라는 것이다.

이 같은 사실을 밝혀내는 것은 쉽지 않다. 헤일로에 포함되어 있는 가스 농도가 워낙 희박하기 때문에 가시광선은 물론 적외선 파장에서도 보이지 않기 때문이다. 하지만 그 가스의 온도가 매우 높기 때문에 X선 파장에서 관측이 가능하다.

미국 미시건대학의 과학자들은 유럽 우주국의 XMM-Newton X선 관측 위성 데이터를 사용해서 이 헤일로의 속도를 구했는데, 헤일로의 자전 속도는 은하의 디스크의 속도인 시속 72만km와 비슷한 시속 64만 km에 달한다고 한다.

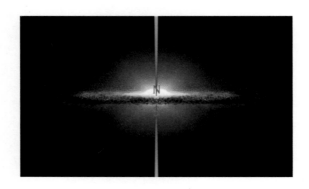

이 이미지는 은하의 자전축을 상징적으로 보여주고 있다. 바로 이 자전축으로 은하와 헤일로가 회전하고 있는 것이다. 그런즉, 헤일로의 바탕은 은하의 자기장이다. 그 안에 우리은하를 비롯하여 많은 구상 성단들과 여러 외부은하들까지 담겨 있고, 그 천체들에서 생성되고 방출된 물질들이 퍼져 있는 것이다.

분명한 것은 우리은하와 위성은하들을 포함한 헤일로는, 모두 중력장이라고 하는 한 그릇에 담겨 있다는 것이다.

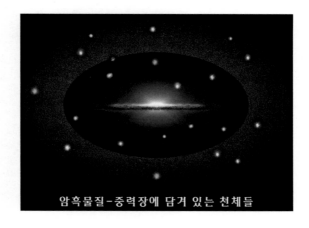

암흑물질-중력장에 담겨 있는 천체들

앞의 이미지는 암흑물질-중력장에 담겨 있는 헤일로와 은하들을 상징적으로 보여주고 있다. 은하에는 수많은 블랙홀들을 비롯하여 수천억 개의 별과 수백억 개의 행성들이 존재한다. 바로 그 천체들이 은하의 헤일로를 만들어낸 에너지의 원천이다. 즉, 그 에너지가 주변의 우주 공간을 이루고 있는 원-입자들을 결합시켜 은하의 헤일로를 만들어낸 것이다.

아울러 분명한 사실은 은하에서 방출하는 에너지를 얻은 원-입자들이 결합하며 변환된 입자들이, 은하의 전자기장을 이루고 있다는 것이다.

원-입자 진실을 밝히기 위한 질문사항

67. 헤일로는 은하의 중심핵 부분에 가까이 갈수록 밝아지는 반면에 멀어질수록 희미해지며 타원형의 구조를 나타낸다. 이는 모든 은하들에서 동일하게 나타난다. 이 같은 현상은 은하에서 방출되는 에너지와 관련이 있다.

현대 우주과학기술로 밝혀진 이 진실을 물리적 증거로 반론할 수 있는가?

68. 은하의 중심핵에는 거대한 자석이 존재하는데, 그 중심핵의 자전축으로 은하가 회전한다. 또한 그 중심핵의 자전축은 물질이 방출되는 운동방향이기도 한데, 무려 100만 광년 넘어 까지 방출된다.

실로 엄청난 에너지가 아닐 수 없다.

은하 안에 존재하는 모든 별과 행성들도 중심에 막대자석을 갖고 있는데, 그 자기장은 천체를 감싸고 보호하는 역할을 한다. 우리은하에 있는 1억 개 정도의 블랙홀을 비롯하여 약 3천억 개의 별과, 500억 개 정도의 행성들이 모두 거대한 자석을 품고 있는 것이다.

이 자기장이 없다면 지구 생명체는 생겨날 수도 존재할 수도 없다.

현대 우주과학기술로 밝혀진 이 진실을 물리적 증거로 반론할 수 있는가?

69. 원자의 궤도를 돌고 있는 전자가 끊임없이 운동할 수 있는 원인은, 우주무한공간을 이루고 있는 원-입자들로부터 그 에너지를 제공받기 때문이다.

상대성에 따라 변화무쌍한 원-입자들은 에너지를 얻으면, 그 에너지 값에 따른 질량을 가진 입자로 변환되는 특징이 있다. 때문에 원자는 끊임없이 전자기파를 방출하면서도 질량이 줄어들지 않고 보존할 수 있다.

원자에서 전자기파를 방출한다는 것은 곧 그 에너지를 가진 입자를 방출한다는 것이다.

전자기파는 전기장과 자기장을 형성한다.

아울러 전기장이 입자들로 이루어졌듯이 자기장도 입자들로 이루어져 있다.

전기장을 이루는 입자를 하전입자라고 한다.

그런즉, 자기장도 입자들로 이루어졌다는 것이다.

현대 우주과학기술로 밝혀진 이 진실을 물리적 증거로 반론할 수 있는가?

70. 원자는 전기에너지와 자기력을 동시에 갖고 있다. 때문에 원자들의 자성을 한 방향으로 향하게 하면 자석이 된다. 자석을 망치로 두드리면 원자들의 자성방향이 흩어지며 자석으로서의 자성을 잃게 된다. 하지만 다른 자석의 도움으로 그 자성방향을 회복시키면 자석의 자성도 회복된다. 이처럼 자석은 원자들의 자성 방향에 의해 결정되는 것이다.

마찬가지로 중력에 의해 지구 중심에 있는 원자들의 자성이 한 방향으로 향하게 되고, 그 방향으로 자력선 입자가 나오며 자기장을 형성한다.

현대 우주과학기술로 밝혀진 이 진실을 물리적 증거로 반론할 수 있는가?

71. 태양풍을 막는 방향의 지구자기장이 밀리는 반면, 반대편 자기장은 길게 꼬리를 형성한다. 밤과 낮에 따라 지구 방향이 바뀌면, 자기장 꼬리의 방향도 바뀌게 된다. 그런즉, 태양풍이 없다면 지구자기장은 은하를 감싸고 있는 헤일로와 같은 모양을 가질 것이다.

현대 우주과학기술로 밝혀진 이 진실을 물리적 증거로 반론할 수 있는가?

72. 전자기파는 전기장과 자기장을 동시에 갖는다.

고압선에 전기가 흐르면 순식간에 전자기장이 생긴다.

전류의 세기가 크면 클수록 전자기장의 규모도 커진다.

은하의 헤일로도 마찬가지이다. 은하의 에너지가 크면 클수록, 그 은하를 감싸고 있는 헤일로도 커지는 것이다.

고압선에 전기가 끊기면 주변의 전자기장도 동시에 사라진다. 전자기장을 이루고 있던 입자들이 에너지를 잃는 동시에 해체되어 원-입자로 돌아가기 때문이다. 현대 우주과학기술로 밝혀진 이 진실을 물리적 증거로 반론할 수 있는가?

73. 어둠속에서 촛불을 밝히면 많은 광자들이 생겨난다.

촛불과 가까울수록 밝은 것은 광자들의 밀도가 높기 때문이다.

즉, 촛불과 가까울수록 많은 에너지를 얻을 수 있기 때문에 많은 광자들이 생겨난 것이다. 이 진실을 물리적 증거로 반론할 수 있는가?

74. 산 너머에 도시가 있는 밤하늘에 헤일로가 생기는 반면에, 도시와 멀리 떨어진 시골마을의 하늘에는 헤일로가 보이지 않는다. 그런즉, 도시의 밤하늘에 생긴 헤일로의 원천이 그 도시에 있듯이, 은하를 감싸고 있는 헤일로의 원천은 그 은하에 있다.

현대 우주과학기술로 밝혀진 이 진실을 물리적 증거로 반론할 수 있는가?

75. 솜브레로은하 중심핵은 상당히 밝으며, 팽대부가 이례적으로 크다.

그 이유는 중심핵의 블랙홀 질량과 관련이 있다.

솜브레로은하 중심핵을 이루는 블랙홀의 질량은 태양의 10억 배 정도가 되는데, 이는 우리은하와 가까운 은하들에서 가장 큰 축에 속한다. 이 같은 조건들로 인해 솜브레로은하의 헤일로는 다른 은하들에 비해 매우 밝은 편이다.

모든 은하에서 중심핵 부분은 가장 밝은 부분이다. 물론 블랙홀에는 빛이 존재하지 않지만, 그 주위를 둘러싸고 있는 구조는 가장 밝은 빛을 발하는 것이다.

그리고 그 빛은 중심핵과 멀어질수록 점점 어두워진다.

즉, 은하의 헤일로는 에너지가 가장 많은 중심핵과 가까울수록 밝아지는 반면에, 은하의 중심핵과 멀어질수록 약해진다. 이는 헤일로를 이루는 입자들의 밀도가 은하중심핵과 가까울수록 높아지는 반면에, 은하중심핵과 멀어질수록 헤일로의 밀도가 낮아지기 때문이다. 촛불과 가까울수록 광자의 밀도가 높아지는 반면에, 촛불과 멀어질수록 광자의 밀도가 낮아지듯이 말이다.

현대 우주과학기술로 밝혀진 이 진실을 물리적 증거로 반론할 수 있는가?

76. 우주무한공간을 이루고 있는 원-입자들은 에너지가 있는 곳에 몰리는 특징이 있다.

어두운 방안에서 촛불을 밝히면 원-입자들이 몰리며 결합하여 광자로 나타난다. 냄비에 물을 끓여도 원-입자들이 몰리며 물- 분자를 이루고 있는 원자들을 팽창시켜 증기로 나타난다. 열기구에 불을 지펴도 열기구 안의 공기분자를 이루고 있는 원자들을 팽창시켜, 하늘로 날아오르게 한다.

부항단지에 불을 지펴도 원-입자들이 몰려들며 불입자로 변환되어, 단지안의 공기분자를 밀어내고 진공상태를 만든다. 이 같은 이치를 이용한 것이 부항치료법이다.

그런즉, 은하의 헤일로도 원-입자에서 변환된 입자들로 바탕을 이루고 있다.

현대 우주과학기술로 밝혀진 이 진실을 물리적 증거로 반론할 수 있는가?

77. 은하는 우주에 지어진 거대한 성이다.

그 성안에는 수많은 블랙홀들을 비롯하여 수천억 개의 별과 수백억 개의 행성들이 존재한다. 바로 그 천체들이 은하의 헤일로를 만들어낸 에너지의 원천이다. 즉, 그 에너지가 주변의 우주 공간을 이루고 있는 원-입자들을 결합시켜 은하의 헤일로를 만들어낸 것이다.

아울러 분명한 사실은 은하에서 방출하는 에너지를 얻은 원-입자들이 결합하며 변환된 입자들이, 은하의 전자기장을 이루고 있다는 것이다.

현대 우주과학기술로 밝혀진 이 진실을 물리적 증거로 반론할 수 있는가?

78. 천문학과 물리학에서는 빛을 전자기파라고 부른다.

이는 전기장과 자기장을 동시에 가진다는 뜻이다.

은하를 둘러싸고 있는 헤일로가 전자기장이란 것은 곧 전자기파를 가진 공간임을 의미한다.

현대 우주과학기술로 밝혀진 이 진실을 물리적 증거로 반론할 수 있는가?

79. 우리은하를 감싸고 있는 헤일로는 30만 광년 정도의 규모로 분포되어 있고, 또 그 바깥으로는 암흑물질이 60만 광년 정도까지 분포되어

있는 것으로 알려져 있다.

우리는 암흑물질을 시각적으로 확인할 수 없고 중력렌즈 효과를 통해서만 확인이 가능하다. 우리가 시각적으로 확인할 수 있는 물질은 헤일로를 이루고 있는 입자부터인 것이다.

그런즉, 이는 암흑물질 입자의 질량이, 헤일로를 이루는 입자의 질량보다 작다는 증거이다. 만약 암흑물질 입자의 질량이 더 무겁다면, 은하를 감싸고 있는 헤일로의 위치가 바뀌었을 것이다.

현대 우주과학기술로 밝혀진 이 진실을 물리적 증거로 반론할 수 있는가?

80. 은하핵에 몰려든 중력입자의 밀도가 높다고 해서 중력입자 개체의 질량이 커지진 않는다. 촛불과 가까울수록 더 밝아진다고 해서 광자들의 질량이 커지지도 않는다. 그냥 밀도가 높을 뿐이다. 이와 마찬가지로 암흑물질도 밀도가 높아진다고 해서 입자의 개체 질량이 커지지 않는다. 즉, 암흑물질이 은하의 맨 바깥에 밀려나 있다는 것은 곧, 은하를 이루고 있는 물질의 질량 중에서 암흑물질의 질량이 가장 가볍다는 것이다.

현대 우주과학기술로 밝혀진 이 진실을 물리적 증거로 반론할 수 있는가?

81. 수소가스를 넣은 고무풍선은 물속에 가라앉을 수 없다. 무거운 쇳덩이를 매달아 깊은 물속에 가라앉힌다 해도, 물의 압력에 의해 고무풍선이 터져버릴 수 있다. 그 경우 수소가스는 물속을 속히 빠져나와 하

늘로 사라진다. 이는 수소가스가 지구를 이루는 원소들 중에서 가장 가벼운 원소이기 때문이다.

이처럼 암흑물질이 은하로부터 가장 멀리 떨어진 가장자리에 분포되어 있는 것도, 암흑물질이 은하를 이루고 있는 물질의 질량 중에서 가장 가볍기 때문이다. 현대 우주과학기술로 밝혀진 이 진실을 물리적 증거로 반론할 수 있는가?

82. 암흑물질 후보로는 액시온, 중성미자, 윔프 등이 있었다.

그러나 실험과 계산을 통해 대부분 후보에서 탈락하고, 현재 가장 유력시되는 것이 윔프이다. 천체물리학자들은 이 윔프가 양성자 질량의 100배 이상일 것이라고 주장한다.

만약 그 주장대로라면 은하를 감싸고 있는 헤일로와 암흑물질의 순서는 뒤바뀌게 된다.

즉, 은하를 감싸고 있는 헤일로가 암흑물질의 바깥으로 밀려나게 되는 것이다.

하지만 현대 우주과학기술로 밝혀진 우주현실은 그렇지 않다.

은하의 핵에는 가장 질량이 무거운 블랙홀이 있고, 은하는 원자들로 이루어진 물질로 이루어져 있고, 은하의 변두리에는 대부분의 수소원자들로 이루어져 있고, 그 바깥으로는 헤일로를 이루는 입자들이 둘러싸고 있고, 또 그 바깥으로는 암흑물질이 둘러싸고 있는 것이다.

현대 우주과학기술로 밝혀진 이 진실을 물리적 증거로 반론할 수 있는가?

83. 우리은하에서 큰개자리 왜소은하는 2만 5천 광년 거리에 있고, 궁수자리 왜소은하는 8만 광년 거리에 있다. 이 외에도 적지 않은 위성은하들이 우리은하 헤일로 안에 있다.

은하 헤일로에는 많은 구상 성단들뿐만 아니라 위성은하들도 존재하는 것이다.

그 천체들에서 만들어진 물질은 초신성 폭발을 통해 헤일로에 뿌려지기도 한다.

또 그 천체들에서 생성된 수소는 마젤란흐름과 같은 현상을 만들어내기도 한다.

은하의 충돌과 같은 사건이 발생하기도 한다.

이처럼 헤일로에서는 많은 사건들이 발생하기 때문에, 헤일로에는 그 사건들에서 비롯된 물질이 포함되어 있다. 아울러 지구와 목성의 대기권을 이루는 원소들이 다르듯이, 은하들의 헤일로에 포함된 원소들도 다를 수 있다. 현대 우주과학기술로 밝혀진 이 진실을 물리적 증거로 반론할 수 있는가?

84. 은하와 헤일로는 중력으로 한 몸을 이루고 있기 때문에 함께 회전하고 있다. 즉, 은하는 정지해 있는 헤일로 속에서 회전하고 있는 것이 아니라는 것이다. 이 같은 사실을 밝혀내는 것은 쉽지 않다. 헤일로에 포함되어 있는 가스 농도가 워낙 희박하기 때문에 가시광선은 물론 적외선 파장에서도 보이지 않기 때문이다. 하지만 그 가스의 온도가 매우 높기 때문에 X선 파장에서 관측이 가능하다.

미국 미시건 대학의 과학자들은 유럽 우주국의 XMM-Newton X선 관측 위성 데이터를 사용해서 이 헤일로의 속도를 구했는데, 헤일로의 자전 속도는 은하의 디스크의 속도인 시속 72만km와 비슷한 시속 64만km에 달한다고 한다.

은하의 자전축으로 헤일로가 회전하고 있는 것이다.

현대 우주과학기술로 밝혀진 이 진실을 물리적 증거로 반론할 수 있는가?

85. 헤일로의 바탕은 은하의 자기장이다. 그 안에 우리은하를 비롯하여 많은 구상 성단들과 여러 외부은하들까지 담겨 있고, 그 천체들에서 생성되고 방출된 물질들이 퍼져 있는 것이다. 분명한 것은 우리은하와 위성은하들을 포함한 헤일로는, 모두 중력장이라고 하는 한 그릇에 담겨 있다는 것이다.

현대 우주과학기술로 밝혀진 이 진실을 물리적 증거로 반론할 수 있는가?

86. 은하에는 수많은 블랙홀들을 비롯하여 수천억 개의 별과 수백억 개의 행성들이 존재한다. 바로 그 천체들이 은하의 헤일로를 만들어낸 에너지의 원천이다. 즉, 그 에너지가 주변의 우주 공간을 이루고 있는 원-입자들을 결합시켜 은하의 헤일로를 만들어낸 것이다.

아울러 분명한 사실은 은하에서 방출하는 에너지를 얻은 원-입자들이 결합하며 변환된 입자들이, 은하의 전자기장을 이루고 있다는 것이다.

현대 우주과학기술로 밝혀진 이 진실을 물리적 증거로 반론할 수 있는가?

원-입자와 은하의 기원

우주에서는 지금도 새로운 은하들이 계속 생겨나고 있다. 그런즉, 이젠 더 이상 별들이 탄생하지 않는 늙은 은하가 있고, 한창 별들이 탄생하고 있는 젊은 은하도 있고, 이제 막 별들이 탄생하기 시작한 신생은하도 있고, 아직 별들이 탄생하기 전인 미성숙 은하도 있다. 이처럼 우주는 새로운 은하들을 계속 탄생시키며 엄청난 속도로 팽창하고 있다.

이를 우주 팽창이라 한다. 그렇게 우주는 138억 년 동안 새로운 은하들을 계속 탄생시키며 팽창되어 왔다. 그러니 10억 년 전의 우주는 어땠을까?

물론 지금의 우주보다 크기도 작았고, 은하의 수도 작았고, 은하를 이루고 있는 별들의 수도 작았다. 100억 년 전의 우주는 또 그보다 훨씬 더 작았을 것도 물론이다.

그런즉, 지금의 1천억 개 정도의 은하가 있기 전에 1백억 개 정도의 은하가 있었고, 그 1백억 개 정도의 은하가 있기 전에 십억 개 정도의 은하가 있었고, 그 십억 개 정도의 은하가 있기 전에 1억 개 정도의 은하가 있었고, 그 1억 개 정도의 은하가 있기 전에 1천만 개 정도의 은하가 있었고, 그 1천만 개 정도의 은하가 있기 전에 1백만 개 정도의 은하가 있었다.

이처럼 은하들이 생겨난 우주의 과거를 추적하다 보면, 아직 은하가

생겨나기 이전의 신생우주와 만나게 된다. 그 초기우주에는 아직 별들
도 생겨나지 않았고, 대부분의 수소로만 이루어진 구름(성운)이 차지하
고 있었다.

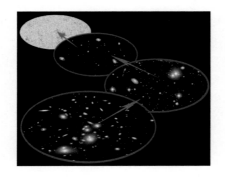

◁ 왼쪽 이미지는 팽창우주의
과거를 추적한 모습을 상징적
으로 보여주고 있다. 이처럼
팽창하는 우주의 과거를 추
적하면 은하가 생겨나기 이전
의 초기우주와 만나게 된다.

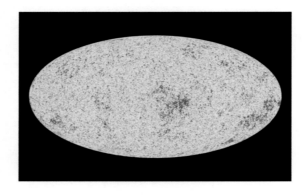

위 이미지는 유럽우주국이 최첨단 과학기술 장비를 동원하여 관측한
초기우주의 모습이다. 이 초기우주의 모습에서 황토색이 짙은 곳이 중
력에 의해 밀도가 압축-상승하며 고온이 발생하는 지역이다.

미국 존스홉킨스대학의 천문학 교수 마크 카미온코우스키는 이 초기
우주를 가리켜, "천문학에서의 인간 게놈 프로젝트"라며, "현재의 우주

가 자라난 씨앗을 보여 준다"고 말했다. 즉, 오늘의 은하들이 생겨난 씨앗이라는 것이다.

유럽우주국의 발표에 의하면, 초기우주에서 중력에 의해 밀도가 올라가며 고온이 발생하는 지역의 온도는 약 2,700℃ 정도이다. 그런즉, 밀도가 올라가며 고온이 발생한다는 것은 곧, 그보다 낮은 밀도의 차가운 우주가 있었다는 것을 의미한다.

은하를 이루고 있는 수많은 별과 행성들을 비롯한 성간물질은 원소들로 이루어졌는바, 은하 밖은 진공상태이다. 그런즉, 은하 밖의 진공에서 생겨나는 항성들이 있다. 그 항성은 초신성 폭발을 일으키고, 그 잔해의 성운에서 또 많은 별과 행성들이 생성된다. 아울러 태초의 진공에서 탄생한 거대질량의 항성이 있다. 그 원시우주가 대폭발을 일으키며 흩어진 잔해의 성운들은 무한대한 공간으로 빠르게 퍼져나갔다. 무한공간을 이루고 있는 진공에너지가 그 잔해들을 끌어당기며 빠른 속도로 팽창시킨 것이다.

이 이미지는 원시우주의 대폭발과 함께 무한공간으로 팽창하며 퍼져나가는 원시우주 외층의 모습을 상징적으로 보여주고 있다. 만약 이 무한공간이 없었다면 우주 팽창은 불가능한 일이었다.

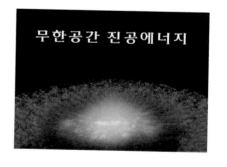

그런즉, 우주가 138억 년 동안 팽창해 왔다는 것은 그렇게 팽창할 수 있는 공간이 있었기 때문이며, 현재도 우주가 계속 팽창할 수 있는 것도

역시 그렇게 팽창할 수 있는 무한공간이 있기 때문이다.

그 무한공간은 온도가 존재하지 않기 때문에 극도로 차갑다. 그래서 원시우주가 폭발한 잔해들은 그 무한공간으로 퍼져나가며 급속히 식어갔다.

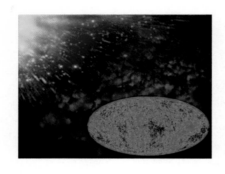

◁ 이미지는 원시우주가 대폭발을 일으키며 흩어진 잔해의 성운들로 이루어진 초기우주를 상징적으로 보여주고 있다.
당시 초기우주는 매우 차가운 상태였다. 무한공간으로 퍼져나가며 차갑게 식은 것이다.

그 잔해의 성운들이 독자적인 중력을 형성했다.

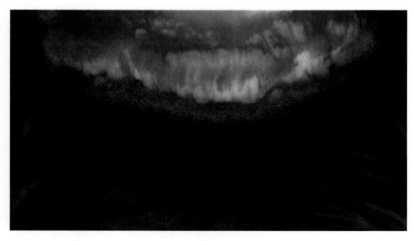

이미지는 원시우주가 폭발하며 흩어진 잔해의 성운이, 독자적인 중력을 형성하는 모습을 상징적으로 보여주고 있다.

이어 중력은 그 성운의 중심에 집중되며 밀도를 높였다. 그리하여 중력이 몰리는 곳들에서 밀도가 높은 에너지 덩어리가 형성되었다. 성운의 질량은 빠르게 확장되었다. 성운에서 방출되는 전자기파는 주변의 우주진공에 에너지를 제공하고, 우주진공을 이루고 있는 원-입자들이 결합하여 암흑물질로 변환되고, 우주의 토양인 그 암흑물질에서 기본입자들이 생겨나고, 그 기본입자들이 결합하여 수소로 생성되며 성운의 질량을 빠르게 확장시킨 것이다.

그 시기 우주질량으로는 우리은하 중심핵에 있는 거대질량의 블랙홀 하나도 만들 수 없었다. 지금의 우주질량에 비해 수천억의 수천억 배 이하로 매우 작았던 것이다. 하지만 우주질량은 매우 빠르게 확장되었다.

수소로 이루어진 물질의 질량과 함께, 우주의 토양인 암흑물질의 질량도 더불어 확장되었다. 그와 함께 우주도 빠르게 팽창했다.

우주가 팽창하는 만큼 무한공간을 이루고 있는 진공은 우주에 유입되어 암흑에너지가 되었다. 그리고 원시우주가 폭발한 잔해의 성운들에서 방출하는 에너지와 상호작용하며 암흑물질로 변환되고, 그 암흑물질도 성운에서 방출하는 에너지와 상호작용하며 기본입자들로 변환되었다. 그 기본입자들이 결합하여 수소로 생성되며 우주의 질량을 계속 확장시켰다.

그렇게 우주질량이 확장됨에 따라 중력도 계속 확장되었다.

우주의 온도는 다시 상승하기 시작했다. 중력이 몰리며 집중되는 곳들에서 입자들의 밀도가 압축되며 온도를 상승시키기 시작한 것이다.

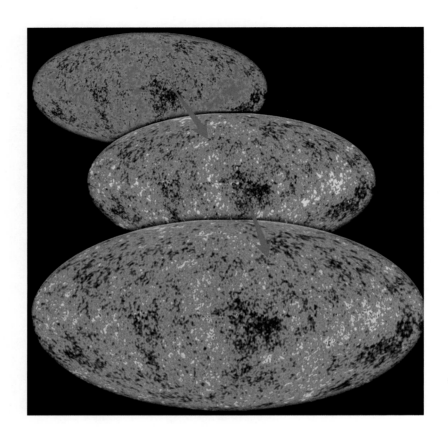

이미지(나사 제공)는 중력이 집중되는 곳들에서 밀도가 상승하며 고온
이 발생하는 과정의 모습들을 상징적으로 보여주고 있다.

빅뱅론에서는 지금의 우주질량이 바늘구멍보다도 지극히 작게 압축된 특이점이, 무한밀도의 초고온에서 대폭발하며 1백만 년 동안 식어갔다고 하는데 그 반대인 것이다.

빅뱅가설에 의하면 우주의 온도는 탄생(빅뱅) 1초 후 1백억℃, 3분 후 10억℃, 1백만 년이 됐을 때는 3천℃로 식었다고 한다. 그런데 우리 앞에 나타난 초기우주의 모습은 빅뱅론의 주장과 정반대의 모습을 보여주고 있다. 1백만 년 동안 식어가는 모습이 아니라, 그 1백만 년의 절반도 안 된 38만 년 되었을 즈음에 온도가 상승하고 있는 것이다.

즉, 중력에 의해 밀도가 상승하는 지역들에서 온도가 상승하고 있는 것이다.

초기우주에서는 수소가 폭발적으로 생성되었다.

은하의 궤도에 갇히면 수소생성량이 급감하게 되는데, 당시는 아직 은하가 생겨나지 않았으므로 수소를 폭발적으로 생성할 수 있었던 것이다.

암흑물질에서 처음 생성되는 수소는 전기적으로 중성 상태인 원자이다. 이를 중성수소라고 하는데, 초기우주는 중성수소로 대부분 이루어졌다. 원시우주에서 생성된 금속물질이 일부 섞이긴 했지만, 새로 생성되는 수소는 원자상태의 중성수소였던 것이다.

중성수소원자는 중력에 의해 밀도가 상승하는 지역들에서 분자로 결합하였다.

이 수소분자를 전리수소라고 하는데, 이 분자 구름(성운) 가운데서 별이나 행성이 잉태하고 탄생한다. 아울러 지금의 우주에서도 전리수소영역에서 별과 행성들이 생성되며, 그 바깥으로는 중성수소영역이 있다.

우리은하를 비롯한 나선은하들은 전리수소영역이 나선 팔에 집중적으로 분포하는 한편, 불규칙은하에서는 무질서하게 분포한다. 그리고 그 가운데서는 수많은 별들이 생성된다.

일부 은하는 수만 개 이상의 별을 품고 있는 거대한 전리수소영역을 가지고 있는데, 대표적인 예로는 우리은하의 위성은하인 대마젤란은하의 타란툴라성운이 있다. 불규칙은하처럼 아직 궤도가 완전히 형성되어 있지 않은 은하들은 많은 수소를 생성할 수 있기 때문에, 그에 따라 많은 별을 생성할 수 있는 것이다. 반면에 별이 생성되지 않는 타원은하에는 중성수소나 전리수소 영역이 없다. 타원은하는 궤도에 견고히 갇혀 있으므로 수소를 생성할 수 없기 때문이다.

이처럼 수소생성의 진실을 밝히는 것은, 은하형성의 기원을 밝히는 데서 매우 중요한 문제이다. 아울러 현대천문학이 아직도 은하의 기원을 과학적으로 밝힐 수 없는 것은, 수소생성의 진실을 깨닫지 못했기 때문이다.

현대천문학은 다음과 같이 주장한다.

"빅뱅 후 수십만 년 동안 우주에 있는 수소가스는 온도가 낮아지면서 양성자와 전자가 쌍을 이루어 중성수소화된다. 방사된 모든 복사는 중수소화되면서 빠르게 흡수돼 버리기 때문에 이 기간은 천문학자에게 암흑 상태로 보이고 관측이 불가능하다. 그런즉, 우주의 암흑시대는 직접적인 방법으로 연구할 수 없다."

이처럼 빅뱅론에 세뇌된 천문학자들은 초기우주에 대한 관측이 불가능하다고 주장한다.

현대 우주과학기술은 이미 그 초기우주의 부피, 비율, 온도 상태까지 밝혀냈다.

아울러 현대 우주과학기술에 의해 밝혀진 그 초기우주의 부피, 비율, 온도에 관한 정보를 알면, 그 초기우주의 과거를 알 수 있고, 또 우주질량의 실제 진실을 밝혀낼 수 있을 뿐만 아니라, 우주탄생의 실제 진실까지도 모두 밝혀낼 수 있다.

현대 우주과학기술에 의해 밝혀진 바에 의하면, 초기우주에서 밀도가 높은 곳들의 온도는 약 2,700℃ 정도이다. 이는 원시우주가 폭발한 잔해들이 온도가 존재하지 않는 무한공간으로 팽창하며 차갑게 식었다가, 중력에 의해 밀도가 올라가는 지역들에서 발생한 온도이다.

우리 태양의 표면 온도는 6,000℃ 정도이다.

그런즉, 초기우주의 밀도는 우리 태양의 표면 밀도보다 낮은 상태이다. 별이 탄생하는 천체에서 온도가 높은 만큼 밀도가 높고, 또 온도가 낮은 만큼 밀도가 낮기 때문이다.

태양 중심핵의 온도는 섭씨 1,500만 도로서 표면온도에 비해 훨씬 높을 뿐만 아니라, 밀도도 표면에 비해 수십억 배 이상으로 아주 높다. 즉, 태양 중심핵의 밀도는 금보다 10배 정도 더 무거운데, 표면밀도에 비해 수십억 배 이상으로 높다. 때문에 초기우주에서 우리 태양과 같은 별을 생성하려면, 수백억 배 이상으로 수축되며 밀도를 높여야 한다.

태양의 표면 밀도는 0.0000002g/cm^3 밖에 되지 않는다. 그리고 태양 중심핵 주변의 복사층 하부 밀도는 10g/㎤이다. 이는 1㎤당 수소원자가 6자 200해 개가 있다는 것이다.

태양 중심핵의 밀도는 약 150g/cm^3(금이나 납 밀도의 약 10배)로서, 복사층의 밀도보다 훨씬 더 높다. 그러므로 초기우주에서 고온이 발생하는 지역의 온도와 밀도는, 태양 표면보다도 훨씬 낮다. 아울러 그 초기우주에서 태양과 같은 별이 탄생하려면, 밀도를 수백억 배 이상으로 올려야 한다는 것이다.

초기우주에서 별이 탄생하려면, 밀도를 수백억 배 이상으로 올릴 정도의 시간이 필요하다. 뿐만 아니라 그 정도로 밀도를 높일 수 있는 질량과 중력도 필요하다. 질량이 커야 중력도 크기 때문이다.

지금의 우주에서도 별을 생성하는 성운은 매우 빠른 속도로 확장된다. 그렇게 질량과 함께 확장되는 중력은 성운의 내부 밀도를 높이며 별을 생성하는 것이다. 아울러 질량과 중력이 확장되지 않는다면 내부 밀도를 높일 수 없기 때문에 별도 생성할 수 없다.

▷ 이미지는 초기우주의 고온이 발생하는 곳들에서 별이 탄생하는 모습을 상징적으로 보여주고 있다. 대부분이 수소로 이루어진 성운에서, 중력이 몰리며 집중되는 곳의 질량에 따라 천체의 종류가 결정된다. 성운도 산봉우리와 같은 형태를 갖추고 있는데,

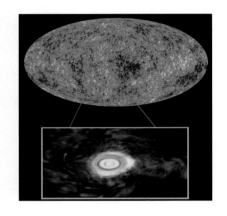

큰 봉우리에서는 질량이 큰 별이 탄생하고 작은 봉우리에서는 작은 질량을 가진 별이나 행성들이 탄생하는 것이다.

예를 들면 태양과 같은 별은 중간질량의 봉우리에서 생겨나고, 목성과 같은 행성은 아주 작은 봉우리에서 생겨났다고 할 수 있다.

중력은 천체의 중심핵을 이루고 있는 원자들의 자성을 한 방향으로

향하게 하는 특징이 있다. 그리하여 별이나 행성들의 가운데는 막대자석이 생겨나고, 그 막대자석은 자력선을 방출하며 자기장을 형성하는 동시에 회전을 시작한다. 이어 자기장은 주변의 성운을 밀어내며 천체를 독립시킨다. 그렇게 별이나 행성이 탄생하는 것이다.

이처럼 초기우주에서 탄생한 천체들 중에서 태양질량의 20배~30배 이상 되는 별은 초신성으로 급성장하며 연이은 핵융합을 통해 많은 종류의 우주물질을 생성했다. 하지만 초신성은 철-원자까지 생성하고 더 이상 핵융합을 할 수가 없었다. 철-원자는 중력에 가장 잘 견디며 버틸 수 있는 안정된 구조를 가졌기 때문이었다. 즉, 초신성의 중력으로는 그 철-원자의 안정된 구조를 깨뜨려 핵융합을 시킬 수 없는 것이다. 그리하여 초신성은 자기 몸을 폭발시키면서 그 폭발력으로 철-원자의 안정된 구조를 깨뜨리고 핵융합을 시키며 더 큰 질량을 가진 물질들을 만들어 냈다.

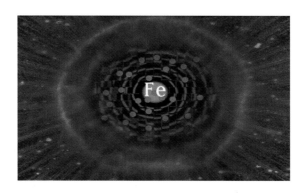

이미지는 초신성이 폭발하며 철-원자를 붕괴시키는 모습을 상징적으로 보여주고 있다. 이처럼 초신성 폭발로 인해 철-원자가 붕괴되며 더 큰 질량을 가진 물질들이 만들어졌다. 그 물질들은 초신성이 폭발한 잔해들과 함께 우주로 뿌려졌다. 그 잔해의 성운들은 초신성의 회전 방향을 따라 계속 회전했다. 별이 생성될 때 자전축이 형성되면서부터 회전을 시작하는데, 그 별이 초신성으로 진화하며 폭발했어도 잔해의 성운들은 여전히 회전하는 것이다.

▷ 이미지는 초신성의 회전 방향을 따라 회전하는 우주물질의 모습을 상징적으로 보여주고 있다. 이 초신성은 블랙홀로 진화할 수 있다. 우주물질을 모두 생성하고 남은 핵은 산산이 붕괴되고 해체되며 극단적으로 압축된 블랙홀로 진화하는 것이다.

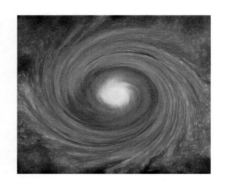

▷ 이미지는 초신성이 블랙홀로 진화하는 모습을 상징적으로 보여주고 있다.

그리고 초신성이 폭발한 잔해의 성운들에서 많은 별들이 잉태하고 탄생했다.

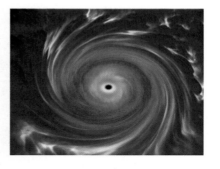

▷ 이미지는 초신성이 폭발한 잔해의 성운에서 별과 행성들이

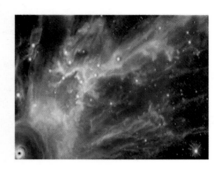

생성되는 모습을 상징적으로 보여주고 있다. 이 별들은 모체의 중력권에서 또 독립적인 중력을 형성했다. 태양의 중력권에서 지구나 달이 독립적인 중력을 갖고 있듯이 말이다. 초신성이 폭발한 잔해의 성운에서 생성된 별과 행성들은 블랙홀의 회전 방향을 따라 돌며 신생은하를 형성했다.

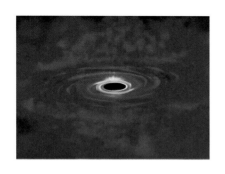

◁ 이미지는 신생은하의 핵으로 진화한 블랙홀을 상징적으로 보여주고 있다. 초기우주의 성운에서는 동시다발적으로 많은 별들이 생성되었는데, 중력이 가장 많이 집중되는 중심부에서 가장 큰 질량을 가진 별이 탄생하였다. 중력에 의해 중심부로 가장 많은 물질이 몰렸기 때문이다. 그 거대질량의 별이 블랙홀로 진화하자 주변의 별과 행성들이 그 블랙홀의 회전 방향을 따라 회전할 뿐만 아니라, 그 신생은하에서 생성되는 수소의 일부도 은하의 주인-핵으로 진화한 블랙홀에게 상납 되었다. 은하와 블랙홀의 동반성장이 시작된 것이다.

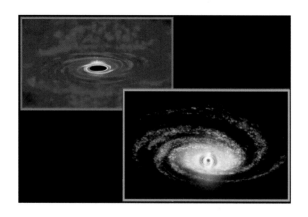

앞의 이미지는 신생은하가 나선은하로 진화된 모습을 상징적으로 보여주고 있다. 그런즉, 은하의 중심핵을 이루는 블랙홀은 그 은하의 조상이다.

아울러 그 블랙홀은 물질이 붕괴되는 과정에서 광자까지 완전히 해체되고 마지막으로 남은 원-입자들이 극단적으로 압축된 진공이다. 우주진공-암흑에너지를 이루는 원-입자들이 결합하고 더하여지며 진화된 물질이 도로 붕괴해체되고, 결국 마지막으로 남은 그 원-입자들이 극단적으로 압축되어 은하의 핵이 된 것이다.

원-입자 진실을 밝히기 위한 질문사항

87. 우주에서는 지금도 새로운 은하들이 계속 생겨나고 있다. 그런즉, 이젠 더 이상 별들이 탄생하지 않는 늙은 은하가 있고, 한창 별들이 탄생하고 있는 젊은 은하도 있고, 이제 막 별들이 탄생하기 시작한 신생은하도 있고, 아직 별들이 탄생하기 전인 미성숙 은하도 있다. 이처럼 우주는 새로운 은하들을 계속 탄생시키며 엄청난 속도로 팽창하고 있다.

현대 우주과학기술로 밝혀진 이 진실을 물리적 증거로 반론할 수 있는가?

88. 우주는 138억 년 동안 새로운 은하들을 계속 탄생시키며 팽창되어 왔다. 그러니 10억 년 전의 우주는 어땠을까?

물론 지금의 우주보다 크기도 작았고, 은하의 수도 작았고, 은하를 이루고 있는 별들의 수도 작았다. 100억 년 전의 우주는 또 그보다 훨씬 더 작았을 것도 물론이다.

그런즉, 지금의 1천억 개 정도의 은하가 있기 전에 1백억 개 정도의 은하가 있었고, 그 1백억 개 정도의 은하가 있기 전에 십억 개 정도의 은하가 있었고, 그 십억 개 정도의 은하가 있기 전에 1억 개 정도의 은하가 있었고, 그 1억 개 정도의 은하가 있기 전에 1천만 개 정도의 은하가 있었고, 그 1천만 개 정도의 은하가 있기 전에 1백만 개 정도의 은하가 있었다. 이처럼 은하들이 생겨난 우주의 과거를 추적하다 보면, 아직 은하가 생겨나기 이전의 신생우주와 만나게 된다. 그 초기우주에는 아직 별들도 생겨나지 않았고, 대부분의 수소로만 이루어진 구름(성운)이 차지하고 있었다.

현대 우주과학기술로 밝혀진 이 진실을 물리적 증거로 반론할 수 있는가?

89. 현대 우주과학기술에 의해 밝혀진 초기우주에서 황토색이 짙은 곳은 중력에 의해 밀도가 압축-상승하며 고온이 발생하는 지역이다. 미국 존스홉킨스대학의 천문학 교수 마크 카미온코우스키는 이 초기우주를 가리켜, "천문학에서의 인간 게놈 프로젝트"라며, "현재의 우주가 자라난 씨앗을 보여 준다"고 말했다. 즉, 오늘의 은하들이 생겨난 씨앗이라는 것이다. 현대 우주과학기술로 밝혀진 이 진실을 물리적 증거로 반론할 수 있는가?

90. 유럽우주국의 발표에 의하면, 초기우주에서 중력에 의해 밀도가

올라가며 고온이 발생하는 지역의 온도는 약 2,700℃ 정도이다. 그런즉, 밀도가 올라가며 고온이 발생한다는 것은 곧, 그보다 낮은 밀도의 차가운 우주가 있었다는 것을 의미한다.

현대 우주과학기술로 밝혀진 이 진실을 물리적 증거로 반론할 수 있는가?

91. 은하를 이루고 있는 수많은 별과 행성들을 비롯한 성간물질은 원소들로 이루어졌는바, 은하 밖은 진공상태이다. 그런즉, 은하 밖의 진공에서 생겨나는 항성들이 있다. 그 항성은 초신성 폭발을 일으키고, 그 잔해의 성운에서 또 많은 별과 행성들이 생성된다.

현대 우주과학기술로 밝혀진 이 진실을 물리적 증거로 반론할 수 있는가?

92. 태초의 진공에서 탄생한 거대질량의 항성이 있었다. 그 원시우주가 대폭발을 일으키며 흩어진 잔해의 성운들은 무한대한 공간으로 빠르게 퍼져나갔다. 무한공간을 이루고 있는 진공에너지가 그 잔해들을 끌어당기며 빠른 속도로 팽창시킨 것이다.

만약 그 무한공간이 없었다면 우주 팽창은 불가능한 일이었다. 그런즉, 우주가 138억 년 동안 팽창해 왔다는 것은 그렇게 팽창할 수 있는 공간이 있었기 때문이며, 현재도 우주가 계속 팽창할 수 있는 것도 역시 그렇게 팽창할 수 있는 무한공간이 있기 때문이다.

현대 우주과학기술로 밝혀진 이 진실을 물리적 증거로 반론할 수 있는가?

93. 무한공간은 온도가 존재하지 않기 때문에 극도로 차갑다.

그래서 원시우주가 폭발한 잔해들은 그 무한공간으로 퍼져나가며 급속히 식어갔다. 그 잔해의 성운들이 독자적인 중력을 형성했다.

이어 중력은 그 성운의 중심에 집중되며 밀도를 높였다.

그리하여 중력이 몰리는 곳들에서 밀도가 높은 에너지 덩어리가 형성되었다.

현대 우주과학기술로 밝혀진 이 진실을 물리적 증거로 반론할 수 있는가?

94. 초기우주에서 성운의 질량은 빠르게 확장되었다. 성운에서 방출되는 전자기파는 주변의 우주진공에 에너지를 제공하고, 우주진공을 이루고 있는 원-입자들이 결합하여 암흑물질로 변환되고, 우주의 토양인 그 암흑물질에서 기본입자들이 생겨나고, 그 기본입자들이 결합하여 수소로 생성되며 성운의 질량을 빠르게 확장시킨 것이다.

현대 우주과학기술로 밝혀진 이 진실을 물리적 증거로 반론할 수 있는가?

95. 초기우주질량으로는 우리은하 중심핵에 있는 거대질량의 블랙홀 하나도 만들 수 없었다. 지금의 우주질량에 비해 수천억의 수천억 배 이하로 매우 작았던 것이다. 하지만 우주질량은 매우 빠르게 확장되었다.

수소로 이루어진 물질의 질량과 함께, 우주의 토양인 암흑물질의 질량도 더불어 확장되었다. 그와 함께 우주도 빠르게 팽창했다.

현대 우주과학기술로 밝혀진 이 진실을 물리적 증거로 반론할 수 있

는가?

96. 우주가 팽창하는 만큼 무한공간을 이루고 있는 진공은 우주에 유입되어 암흑에너지가 되었다. 그리고 원시우주가 폭발한 잔해의 성운들에서 방출하는 에너지와 상호작용하며 암흑물질로 변환되고, 그 암흑물질도 성운에서 방출하는 에너지와 상호작용하며 기본입자들로 변환되었다. 그 기본입자들이 결합하여 수소로 생성되며 우주의 질량을 계속 확장시켰다. 그렇게 우주질량이 확장됨에 따라 중력도 계속 확장되었다.

현대 우주과학기술로 밝혀진 이 진실을 물리적 증거로 반론할 수 있는가?

97. 우주의 온도는 다시 상승하기 시작했다. 중력이 몰리며 집중되는 곳들에서 입자들의 밀도가 압축되며 온도를 상승시키기 시작한 것이다.

빅뱅론에서는 지금의 우주질량이 바늘구멍보다도 지극히 작게 압축된 특이점이, 무한밀도의 초고온에서 대폭발하며 1백만 년 동안 식어갔다고 하는데 그 반대인 것이다.

빅뱅가설에 의하면 우주의 온도는 탄생(빅뱅) 1초 후 1백억℃, 3분 후 10억℃, 1백만 년이 됐을 때는 3천℃로 식었다고 한다. 그런데 우리 앞에 나타난 초기우주의 모습은 빅뱅론의 주장과 정반대의 모습을 보여주고 있다. 1백만 년 동안 식어가는 모습이 아니라, 그 1백만 년의 절반도 안된 38만 년 되었을 즈음에 온도가 상승하고 있는 것이다.

즉, 중력에 의해 밀도가 상승하는 지역들에서 온도가 상승하고 있는 것이다.

현대 우주과학기술로 밝혀진 이 진실을 물리적 증거로 반론할 수 있는가?

98. 초기우주에서는 수소가 폭발적으로 생성되었다.

은하의 궤도에 갇히면 수소생성량이 급감하게 되는데, 당시는 아직 은하가 생겨나지 않았으므로 수소를 폭발적으로 생성할 수 있었던 것이다.

암흑물질에서 처음 생성되는 수소는 전기적으로 중성 상태인 원자이다. 이를 중성수소라고 하는데, 초기우주는 중성수소로 대부분 이루어졌다. 원시우주에서 생성된 금속물질이 일부 섞이긴 했지만, 새로 생성되는 수소는 원자상태의 중성수소였던 것이다.

현대 우주과학기술로 밝혀진 이 진실을 물리적 증거로 반론할 수 있는가?

99. 중성수소원자는 중력에 의해 밀도가 상승하는 지역들에서 분자로 결합하였다. 이 수소분자를 전리수소라고 하는데, 이 분자 구름(성운) 가운데서 별이나 행성이 잉태하고 탄생한다. 아울러 지금의 우주에서도 전리수소영역에서 별과 행성들이 생성되며, 그 바깥으로는 중성수소영역이 있다.

현대 우주과학기술로 밝혀진 이 진실을 물리적 증거로 반론할 수 있는가?

100. 초기우주에서 별이 탄생하려면, 밀도를 수백억 배 이상으로 올릴 정도의 시간이 필요하다. 뿐만 아니라 그 정도로 밀도를 높일 수 있는

질량과 중력도 필요하다.

질량이 커야 중력도 크기 때문이다.

지금의 우주에서도 별을 생성하는 성운은 매우 빠른 속도로 확장된다. 그렇게 질량과 함께 확장되는 중력은 성운의 내부 밀도를 높이며 별을 생성하는 것이다. 아울러 질량과 중력이 확장되지 않는다면 내부 밀도를 높일 수 없기 때문에 별도 생성할 수 없다.

현대 우주과학기술로 밝혀진 이 진실을 물리적 증거로 반론할 수 있는가?

101. 대부분의 수소로 이루어진 성운에서, 중력이 몰리며 집중되는 곳의 질량에 따라 천체의 종류가 결정된다. 성운도 산봉우리와 같은 형태를 갖추고 있는데, 큰 봉우리에서는 질량이 큰 별이 탄생하고 작은 봉우리에서는 작은 질량을 가진 별이나 행성들이 탄생하는 것이다. 예를 들면 태양과 같은 별은 중간질량의 봉우리에서 생겨나고, 목성과 같은 행성은 아주 작은 봉우리에서 생겨났다고 할 수 있다.

현대 우주과학기술로 밝혀진 이 진실을 물리적 증거로 반론할 수 있는가?

102. 중력은 천체의 중심핵을 이루고 있는 원자들의 자성을 한 방향으로 향하게 하는 특징이 있다. 그리하여 별이나 행성들의 가운데는 막대자석이 생겨나고, 그 막대자석은 자력선을 방출하며 자기장을 형성하는 동시에 회전을 시작한다. 이어 자기장은 주변의 성운을 밀어내며 천체를 독립시킨다. 그렇게 별이나 행성이 탄생하는 것이다.

현대 우주과학기술로 밝혀진 이 진실을 물리적 증거로 반론할 수 있는가?

103. 초기우주에서 탄생한 천체들 중에서 태양질량의 20배~30배 이상 되는 별은 초신성으로 급성장하며 연이은 핵융합을 통해 많은 종류의 우주물질을 생성했다.

하지만 초신성은 철-원자까지 생성하고 더 이상 핵융합을 할 수가 없었다.

철-원자는 중력에 가장 잘 견디며 버틸 수 있는 안정된 구조를 가졌기 때문이었다. 즉, 초신성의 중력으로는 그 철-원자의 안정된 구조를 깨뜨려 핵융합을 시킬 수 없는 것이다. 그리하여 초신성은 자기 몸을 폭발시키면서 그 폭발력으로 철-원자의 안정된 구조를 깨뜨리고 핵융합을 시키며 더 큰 질량을 가진 물질들을 만들어냈다.

그 물질들은 초신성이 폭발한 잔해들과 함께 우주로 뿌려졌다.

그 잔해의 성운들은 초신성의 회전 방향을 따라 계속 회전했다.

별이 생성될 때 자전축이 형성되면서부터 회전을 시작하는데, 그 별이 초신성으로 진화하며 폭발했어도 잔해의 성운들은 여전히 회전하는 것이다.

이 초신성은 블랙홀로 진화할 수 있다. 우주물질을 모두 생성하고 남은 핵은 산산이 붕괴되고 해체되며 극단적으로 압축된 블랙홀로 진화하는 것이다.

현대 우주과학기술로 밝혀진 이 진실을 물리적 증거로 반론할 수 있는가?

104. 초기우주의 성운에서는 동시다발적으로 많은 별들이 생성되었는데, 중력이 가장 많이 집중되는 중심부에서 가장 큰 질량을 가진 별이 탄생하였다. 중력에 의해 중심부로 가장 많은 물질이 몰렸기 때문이다.

그 거대질량의 별이 블랙홀로 진화하자 주변의 별과 행성들이 그 블랙홀의 회전 방향을 따라 회전할 뿐만 아니라, 그 신생은하에서 생성되는 수소의 일부도 은하의 주인-핵으로 진화한 블랙홀에게 상납 되었다. 은하와 블랙홀의 동반성장이 시작된 것이다.

그런즉, 은하의 중심핵을 이루는 블랙홀은 그 은하의 조상이다. 아울러 그 블랙홀은 물질이 붕괴되는 과정에서 광자까지 완전히 해체되고 마지막으로 남은 원-입자들이 극단적으로 압축된 진공이다. 우주진공-암흑에너지를 이루는 원-입자들이 결합하고 더하여지며 진화된 물질이 도로 붕괴해체되고, 결국 마지막으로 남은 그 원-입자들이 극단적으로 압축되어 은하의 핵이 된 것이다.

현대 우주과학기술로 밝혀진 이 진실을 물리적 증거로 반론할 수 있는가?

105. 현대천문학은 다음과 같이 주장한다.

"빅뱅 후 수십만 년 동안 우주에 있는 수소가스는 온도가 낮아지면서 양성자와 전자가 쌍을 이루어 중성수소화된다. 방사된 모든 복사는 중수소화되면서 빠르게 흡수돼 버리기 때문에 이 기간은 천문학자에게 암흑 상태로 보이고 관측이 불가능하다. 그런즉, 우주의 암흑시대는 직접적인 방법으로 연구할 수 없다."

이처럼 빅뱅론에 세뇌된 천문학자들은 초기우주에 대한 관측이 불가능하다고 주장한다. 현대 우주과학기술은 이미 그 초기우주의 부피, 비율, 온도 상태까지 밝혀냈다. 아울러 현대 우주과학기술에 의해 밝혀진 그 초기우주의 부피, 비율, 온도에 관한 정보를 알면, 그 초기우주의 과거를 알 수 있고, 또 우주질량의 실제 진실을 밝혀낼 수 있을 뿐만 아니라, 우주탄생의 실제 진실까지도 모두 밝혀낼 수 있다.

현대 우주과학기술로 밝혀진 이 진실을 물리적 증거로 반론할 수 있는가?

원-입자와 암흑은하

초기우주의 퀘이사로부터 시작하여 지난 138억 년 동안, 은하들의 중심 핵-블랙홀에서 방출된 그 많은 양의 물질들은 어디서 어떻게 되었을까?

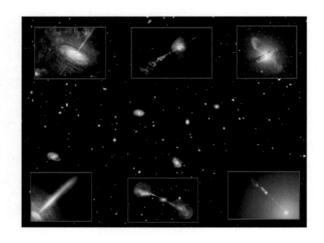

위 이미지는 은하들의 중심핵에서 방출되는 에너지-물질을 상징적으로 보여주고 있다. 헤라클레스A-은하는 무려 150만 광년 거리에 이르는 거대한 에너지-물질을 방출했다. M87-은하는 40~50만 광년 거리에 이르는 에너지-물질을 방출했다. Pictor A-은하는 30만 광년 거리에 이르는 에너지-물질을 방출했다. 이처럼 많은 은하들이 엄청난 양의 에너지-물질을 방출했다.

현재도 거대질량의 에너지-물질을 방출하는 많은 은하들이 있는 반면에, 이미 그 방출을 멈춘 은하들도 많다. 물론 우리은하도 한때는 많은 에너지-물질을 방출했었다.

은하의 중심핵-블랙홀은 1,000만 년에서 1억 년까지 에너지-물질을 방출할 수 있다고 한다. 해마다 수천 개의 태양을 만들어 낼 수 있는 물질을 방출해 내는 블랙홀이 관측되기도 했다. 그렇게 은하 중심핵에 있는 블랙홀은 수십만 년 동안에 태양 질량의 수백만 배에 달하는 에너지-물질을 방출하기도 한다. 그러니 1,000만 년에서 1억 년까지 에너지-물질을 방출한다면, 그 질량은 실로 엄청날 것이다. 그 방대한 물질들이 어디서 어떻게 되었을까?

우리은하에서 방출된 에너지-물질은 어디서 어떻게 진화했을까?

이제 현대천체물리학은 이 같은 질문을 제기하고 해답을 찾아야 한다.

은하들에서 그 많은 물질을 방출했다면, 반드시 그 실체가 있어야 하기 때문이다. 그런즉, 은하들의 중심핵-블랙홀에서 방출된 엄청난 양의 물질은, 은하 밖의 다른 공간에서 새로운 신생은하로 탄생하였다.

그럼 은하들은 어떤 경로를 통해 진화될까?

이것 역시 현대천체물리학이 제기하고 해답을 찾아야 할 문제이다.

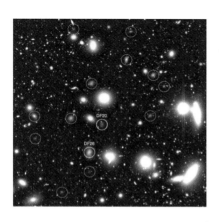

그런즉, 은하는 암흑은하, 불규칙은하, 왜소은하 등의 과정을 거쳐 진화한다.

◁ 이미지에서 녹색 동그라미 안에 있는 천체가 암흑은하이다. 뉴욕 주립대학 및 국립 천문대의

연구자들로 구성된 연구팀은, 스바루 망원경 아카이브(기록 보관소) 데이터를 해석하고, 머리털자리 은하단 중에서 854여 개의 암흑 은하가 존재하는 것을 발견했다.

오른쪽 사진에서 노란색 원 안에 별이 없는 은하가 존재한다. 영국 카디프 대학 연구진은 전파망원경을 이용해 5년 동안 우주공간의 수소원자 분포상태를 연구하던 중, 지구에서 5천만 광년쯤 떨어진 처녀자리 성단(Virgo cluster) 부근에서 태양 질량의 1

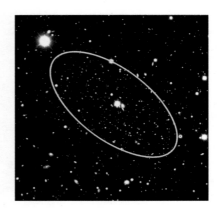

억 배에 달하지만 전혀 보이지 않는 수소 입자 덩어리를 발견했다. 이 물질은 보통의 은하처럼 일정한 속도로 자전도 하는 것으로 관측됐다. 연구진은 이 암흑은하를 'VIRGOI21'로 이름 붙였는데, 이 은하의 발견은 수소원자에서 방출되는 고유 방사능에너지를 감지할 수 있는 전파망원경 덕분에 가능했다.

BBC는 암흑물질로만 구성돼 어떠한 망원경으로도 보이지 않았던 이 '암흑은하'의 존재가 확인됐다고 보도했다.

암흑은하들에는 일반물질이 1% 이하이고, 나머지 99% 이상은 암흑물질이 차지하는 것으로 추정되는 것도 있다. 즉, 암흑은하에도 여러 형태의 종류들이 존재한다. 그럼 그 암흑물질들은 어디서 어떻게 생겨난 것일까?

분명 138억 년 전의 신생우주에 존재한 암흑물질 질량은 수천억의 수천억 배 이하로 작았는데, 어디서 어떻게 생겨났는가 하는 것이다.

아울러 또 분명하는 것은 은하의 중심핵에서 멀리 다른 공간으로 방출되는 물질이 있고, 또 우주에는 여러 형태의 암흑은하가 존재한다는 것이다.

이제 그 진실을 밝힌다. 은하의 중심핵-블랙홀은 수소나 헬륨보다 무거운 금속물질까지 방출할 뿐만 아니라, 아원자입자(원자를 구성하는 기본입자)들을 대량 방출하기도 한다.

허블우주망원경과 미국 뉴멕시코의 칼 지 잰스키(Karl G. Jansky) 전파망원경이 관측한 은하(전파은하 헤라클레스A) 중심핵-블랙홀에서는, 우리 태양질량의 약 10억 배에 해당하는 아원자입자를 광속에 가까운 속도로 방출하고 있는데, 그 규모는 무려 150만 광년에 이른다. 우리은하의 지름보다 15배 이르는 엄청난 규모이다.

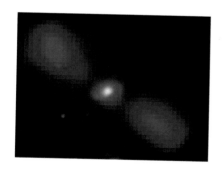

지구로부터 8억 광년 떨어진 이 은하(제공-NRAO)는 가시광선 대역에서 보면 아주 평범한 나선은하로 보이지만, 라디오파로 관측하면 은하 중심핵으로부터 광속으로 뿜어져 나오는 거대한 아원자입자들을 확인할 수 있다.

2014년 12월 2일 미-국립전파천문관측소는 새로 발견한 이 은하는 우리은하처럼 나선 팔을 지닌 구조를 하고 있으나 독특하게도 "중심부에서 바깥쪽으로 아원자입자들이 거의 빛의 속도로 눈에 띄게 분출되는" 것으로 관측됐다고 밝혔다. 기존의 이론으로는 이처럼 거대한 제트(방출)는 타원은하에서만 나타나는 것으로 알려졌었다.

하지만 미-국립전파천문관측소는 이처럼 거대한 제트가 일어나는 나선은하의 관측은 이번이 처음은 아니며, 전파와 가시광선 관측 자료를 종합하는 방법을 이용해 2003년에 처음 발견된 이래 2011년과 2014년 초에도 발견되었다고 덧붙였다.

은하의 중심핵-블랙홀에서 아원자입자들이 방출되는 것은 자주 발견되곤 한다.

그렇게 방출되는 존재가 있으면, 또 이미 오래전에 방출되어 있는 존재도 있어야 함이 마땅하다. 그런데 아직 그 블랙홀들에서 오래전에 방출된 아원자입자 덩어리를 발견했다는 소식은 없다. 분명 지난 138억 년 동안 1천억 개 이상의 은하 중심핵에서 엄청난 양의 아원자입자들이 방출되었을 텐데 말이다.

그럼 그 아원자입자들은 어디서 어떻게 될까?

블랙홀이 우주진공에 광속에 가까운 속도로 아원자입자를 방출한다는 것은 곧 에너지를 제공한다는 것이다.

그런즉, 인간이 입자가속기에서 인공적으로 가공된 입자들을 방출시켜 그 에너지값에 해당한 인공입자를 만들어내듯이, 블랙홀에서 방출된 엄청난 양의 물질이 우주진공에 에너지를 제공하면 어떻게 될까? 태양질량의 약 10억 배에 해당하는 아원자입자를, 광속에 가까운 속도로 무려 150만 광년에 이르도록 방출하면 어떻게 되겠는가 하는 것이다.

인간의 능력으로는 감히 흉내도 낼 수 없는 방대한 에너지이다.

바로 그 에너지가 암흑은하를 만들어내는 씨앗이다.

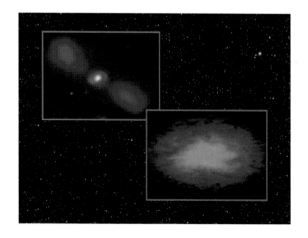

위 이미지는 은하핵에서 방출된 아원자입자가 다른 공간의 진공에 에너지를 제공하여 암흑은하가 생겨나는 모습을 상징적으로 보여주고 있다.

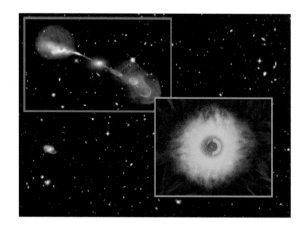

위 이미지도 은하핵에서 방출된 아원자입자가 다른 공간의 진공에 에너지를 제공하여 암흑은하가 생겨나고, 거기서 별이 생성되는 모습을 상

징적으로 보여주고 있다. 사진의 은하(헤라클레스A)는 태양질량의 10억
배에 달하는 아원자입자를, 무려 150만 광년 거리에 이르기까지 방출하
고 있다. 우리은하 지름의 15배에 달하는 거리이다.

그렇게 먼 거리에 빛에 가까운 속도로 방출된 입자들이 다른 공간의
진공에 에너지를 제공하고, 그 에너지를 얻은 원-입자들이 결합하며 암
흑물질로 변환되고, 그 암흑물질에서 기본입자들이 생겨나고, 또 그 기
본입자들이 결합하며 수소로 생성된다. 그러니 초기의 암흑은하에는 생
성된 수소량이 1%에 이를 정도로 매우 작을 수도 있을 것이고, 또 오래
된 암흑은하에는 많은 수소가 생성되어 별을 잉태하게 될 것이다.

그런즉, 현재 우리가 보고 있는 이 세상 만물은, 모두 우주무한공간의
바탕인 원-입자가 결합하고 더하여지며 진화되어 나타난 것이다.

원-입자 진실을 밝히기 위한 질문사항

106. 초기우주의 퀘이사로부터 시작하여 지난 138억 년 동안, 은하들
의 중심핵-블랙홀에서 방출된 그 많은 양의 물질들은 어디서 어떻게 되
었을까?

현재도 거대질량의 에너지-물질을 방출하는 많은 은하들이 있는 반면
에, 이미 그 방출을 멈춘 은하들도 많다. 물론 우리은하도 한때는 많은
에너지-물질을 방출했었다.

은하의 중심핵-블랙홀은 1,000만 년에서 1억 년까지 에너지-물질을 방
출할 수 있다고 한다. 해마다 수천 개의 태양을 만들어 낼 수 있는 물질

을 방출해 내는 블랙홀이 관측되기도 했다. 그렇게 은하 중심핵에 있는 블랙홀은 수십만 년 동안에 태양 질량의 수백만 배에 달하는 에너지-물질을 방출하기도 한다. 그러니 1000만 년에서 1억 년까지 에너지-물질을 방출한다면, 그 질량은 실로 엄청날 것이다.

그 방대한 물질들이 어디서 어떻게 되었을까?

우리은하에서 방출된 에너지-물질은 어디서 어떻게 진화했을까?

빅뱅론, 힉스입자이론으로는 이 진실을 영원히 밝힐 수 없다.

이 진실에 물리적 증거로 반론할 수 있는가?

107. 은하들의 중심핵-블랙홀에서 방출된 엄청난 양의 물질은, 은하 밖의 다른 공간에서 새로운 신생은하로 탄생하였다. 그럼 은하들은 어떤 경로를 통해 진화될까?

이것 역시 현대천체물리학이 제기하고 해답을 찾아야 할 문제이다.

그런즉, 은하는 암흑은하, 불규칙은하, 왜소은하 등의 과정을 거쳐 진화한다.

현대 우주과학기술로 밝혀진 이 진실을 물리적 증거로 반론할 수 있는가?

108. 영국 카디프 대학 연구진은 전파망원경을 이용해 5년 동안 우주 공간의 수소원자 분포상태를 연구하던 중, 지구에서 5천만 광년쯤 떨어진 처녀자리 성단(Virgo cluster) 부근에서 태양 질량의 1억 배에 달하지만 전혀 보이지 않는 수소 입자 덩어리를 발견했다.

암흑은하들에는 일반물질이 1% 이하이고, 나머지 99% 이상은 암흑물질이 차지하는 것으로 추정되는 것도 있다. 즉, 암흑은하에도 여러 형태의 종류들이 존재한다.

현대 우주과학기술로 밝혀진 이 진실을 물리적 증거로 반론할 수 있는가?

109. 은하의 중심핵-블랙홀은 수소나 헬륨보다 무거운 금속물질까지 방출할 뿐만 아니라, 아원자입자(원자를 구성하는 기본입자)들을 대량 방출하기도 한다. 그렇게 방출되는 존재가 있으면, 또 이미 오래전에 방출되어 있는 존재도 있어야 함이 마땅하다. 그런데 아직 그 블랙홀들에서 오래전에 방출된 아원자입자 덩어리를 발견했다는 소식은 없다.

현대 우주과학기술로 밝혀진 이 진실을 물리적 증거로 반론할 수 있는가?

110. 블랙홀이 우주진공에 광속에 가까운 속도로 아원자입자를 방출한다는 것은 곧 에너지를 제공한다는 것이다. 그런즉, 인간이 입자가속기에서 인공적으로 가공된 입자들을 방출시켜 그 에너지값에 해당한 인공입자를 만들어내듯이, 블랙홀에서 방출된 엄청난 양의 물질이 우주진공에 에너지를 제공하면 어떻게 될까?

태양질량의 약 10억 배에 해당하는 아원자입자를, 광속에 가까운 속도로 무려 150만 광년에 이르도록 방출하면 어떻게 되겠는가 하는 것이다.

인간의 능력으로는 감히 흉내도 낼 수 없는 방대한 에너지이다.

바로 그 에너지가 암흑은하를 만들어내는 씨앗이다.

현대 우주과학기술로 밝혀진 이 진실을 물리적 증거로 반론할 수 있는가?

111. 헤라클레스A 은하는 태양질량의 10억 배에 달하는 아원자입자를, 무려 150만 광년 거리에 이르기까지 방출하고 있다. 우리은하 지름의 15배에 달하는 거리이다. 그렇게 먼 거리에 빛에 가까운 속도로 방출된 입자들이 다른 공간의 진공에 에너지를 제공하고, 그 에너지를 얻은 원-입자들이 결합하며 암흑물질로 변환되고, 그 암흑물질에서 기본입자들이 생겨나고, 또 그 기본입자들이 결합하며 수소로 생성된다. 그러니 초기의 암흑은하에는 생성된 수소량이 1%에 이를 정도로 매우 작을 수도 있을 것이고, 또 오래된 암흑은하에는 많은 수소가 생성되어 별을 잉태하게 될 것이다.

그런즉, 현재 우리가 보고 있는 이 세상 만물은, 모두 우주무한공간의 바탕인 원-입자가 결합하고 더하여지며 진화되어 나타난 것이다.

현대 우주과학기술로 밝혀진 이 진실을 물리적 증거로 반론할 수 있는가?

원-입자와 은하 밖 별들의 정체

2005년 6월 28일 한국 천문학자들이 은하와 은하 사이의 우주 공간에서 새로운 별 탄생 영역을 발견해 국제학계의 주목을 받았다. 당시 세종대 천문우주학과 김성은 교수는 "우리은하에 이웃하는 대마젤렌은하와 소마젤란은하 사이에 위치한 수소원자 구름에서 별이 탄생하고 있는 영역을 세계 최초로 발견했다"고 밝혔다.

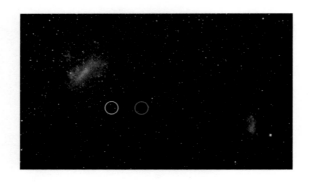

위 사진에서 동그라미로 표시한 곳이 은하 밖에서 별이 탄생하는 지역들이다.

별은 보통 은하 안에 있는 수소분자 구름에서 탄생하는 것으로 알려져 있었는데, 김 교수팀은 은하 안에서가 아니라 은하 밖의 공간에서, 또 수소분자(H_2) 구름이 아니라 수소원자(H) 구름에서 별 탄생 영역을 찾아냈다고 밝혔다.

그들은 미국 매사추세츠주립대의 구경 1.3m 적외선 망원경(2MASS)과 호주 사이딩스프링 천문대 구경 2.3m 망원경에 장착된 적외선카메라를 이용해 별 탄생 영역을 2곳 찾아냈다. 그 결과 각각의 영역에서 10개, 15개 가량의 별들이 탄생하고 있는 것으로 밝혀졌다. 연구팀은 그 연구 성과의 중요성을 인정받아, 그해 5월 30일 미국 미니애폴리스에서 열린 미국천문학회에서 마련한 기자회견에 초청을 받기도 했다.

그 후 2010년과 2012년에 우주탐사 로켓에 실려 대기 위로 날아간 적외선카메라(CIBER)는 우주의 서로 다른 5개 영역들을 관찰하면서 많은 우주의 빛 입자들을 수집하던 중에, 뜻밖에도 지금까지 관측되지 않았던 희미한 우주-빛을 발견했다.

이 적외선카메라-CIBER은 우주에 형성된 첫 번째 은하들의 흔적을 탐색하기 위해 적외선 빛의 변동을 찾도록 설계되었는데, 캘리포니아공과대학교 칼텍의 천체물리학자 마이클 제므코프와 동료들은 CIBER의 데이터를 조사하면서 채집된 빛들이, 고대의 은하들로부터 방출되기에 충분할 정도의 적색이 전혀 아니라는 것을 깨달았다.

즉, 그 빛은 현대에 생겨난 보통의 별들로부터 방출되는 것이 틀림없었다. 그래서 그들은 적외선카메라의 시야로부터 관측된 은하들에 의해서 설명될 수 있는 것보다, 훨씬 더 많은 빛-천체들이 존재한다는 결론을 내렸다.

그 연구에 참여한 천체물리학자 제이미 복(Jamie Bock)은 그 빛이 아마도 은하들 사이에 있는 별들로부터 나오고 있을지 모른다는 것을 의미한다고 하며, "이 별들은 은하들만큼 많은 배경 빛을 발생하고 있다. 매우 흥분된다"고 소감을 밝혔다.

그 연구는 은하들 사이 공간에 관해서 천문학자들이 얼마나 모르고 있는지, 그리고 그 공간이 우주의 에너지 예산에 어떻게 기여하는지를 보여준다고 카네기천문대의 천문학자 주나 콜마이어(Juna Kollmeier)는 말했다. 또한 나사(NASA) 고다드우주비행센터의 천체물리학자 하비 모슬리(Harvey Moseley)는 "우주에 있는 모든 별들 중 절반이 은하 경계 바깥에 숨어있다는 것을 추정할 수 있다"고 말했다. 캘리포니아공과대학교 칼텍의 천체물리학자 마이클 제프코프는 'Science' 11월 7일 호에 그 발견을 발표했다.

그 후 2015년 6월 캘리포니아 대학의 멜리사 그라함과 그녀의 동료들은 허블우주망원경의 고해상도 이미지를 이용해서 외로운 초신성들이 분명히 은하 밖에서 발생했다는 사실을 저널 Astrophysical Journal에 발표했다.

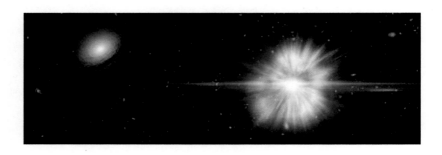

위 이미지(나사 제공)는 은하 밖에서 폭발하는 초신성을 보여주고 있다.

최근 연구 결과에 의하면 은하 밖에 존재하는 별들의 수는 생각보다 많아서, 우주 별 전체의 15%까지 차지할 수 있다고 한다. 하지만 이 별들은 관측이 어려워서 초신성 폭발을 일으키기 전까지는 알아내기 힘들다.

우주에 존재하는 별 전체의 15%까지 차지할 수 있다는 것은 엄청난 숫자이다.

우주에 약 3백 해 개 정도의 별이 존재한다고 가정하면, 그 중 수십 해 개에 이르는 초신성이 은하 밖에 있다는 것이다.

천체물리학자들은 그 초신성들이 은하에서 추방당한 별이라고 한다. 별들은 보통 은하 내부에 존재하지만, 은하들이 충돌할 때 중력에 의해서 밖으로 쫓겨날 수 있다는 것이다.

그 주장대로라면 우주에 그 초신성들의 시신이 엄청나게 많아야 한다. 초신성은 별들 중에 수명이 가장 짧은 별로서 수백만 년을 살고 폭발한다. 그리고 질량에 따라 중성자별이나 블랙홀로 진화한다. 그린즉, 130억 년 전부터 은하들에서 추방된 초신성은 이미 블랙홀이 되어 있어야 한다. 은하의 궤도 안에 소속된 별과 달리, 은하 밖에 있는 초신성은 스스로 수소를 생성하며 질량을 확장하기 때문에 모두가 블랙홀로 진화한다.

현재 은하 밖에 존재하는 그 초신성들의 나이는 수백만 년밖에 안 된다.

분명한 것은 이제 수백만 년 내에 이 초신성들이 모두 블랙홀로 진화할 거라는 것이다.

그러니 천체물리학자들의 주장대로라면 현재 은하 밖에 존재하는 초신성들의 선배들은 이미 블랙홀이 되어 있어야 한다. 아울러 130억 년 넘는 장구한 세월 동안 은하 밖에서 초신성으로 살다가 진화한 블랙홀들의 수는 엄청나게 많아야 한다. 그래서 그 블랙홀들은 은하 밖의 도처에서 우주물질을 삼켜버리며, 우주질서를 교란하는 원흉이 될 수도 있을 것이다.

하지만 은하 밖에 그런 천체는 존재하지 않는다.

결론적으로 천체물리학자들이 잘못 생각하고 있다는 것이다.

그럼 그 초신성의 진실은 무엇인가?

은하 밖에 존재하는 초신성들의 진실을 밝히기 위해서는, 우선 1천만 년 전부터 130억 년 사이에 존재한 은하 밖 초신성들의 행처부터 찾아야 한다.

이미 그 천체들은 수명을 다하고 대폭발을 일으킨 후에 블랙홀로 진화했을 텐데, 지금 그 천체들은 어디에 있는가 하는 것이다.

그 천체들은 우주 밖으로 이주하진 않았다.

분명 우주 안에 어딘가에 있는 것이다. 그리고 그 천체는 그 어떤 별보다 강력한 중력을 갖고 있으므로, 우주의 어딘 가에서 그 막강한 힘을 행사하고 있을 것이다. 그런즉, 현재 그 천체들은 은하의 조상이 되어, 그 은하들의 핵을 차지하고 있다.

그럼 그 역사를 살펴보자.

우주의 역사를 거슬러 올라가면 아직 별들이 탄생하지 않은 초기우주가 있었다. 그 초기우주의 밀도가 높은 곳들에서 별이 탄생했다.

▷ 이미지는 초기우주의 밀도가 높은 곳에서 질량이 큰 초신성이 은하의 씨앗으로 생성되었다는 것을 상징적으로 보여주고 있다. 은하의 씨앗으로 역할하게 될 이 별의 수명은 짧았다. 다른 별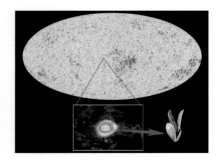들은 수십억 년 이상씩 사는데, 초신성의 수명은 수백만 년 밖에 되지 않았던 것이다.

질량이 크다는 것은 곧 중력이 크다는 것이다.

중력은 우주진화의 동력이기 때문에, 중력이 클수록 진화가 빨리 된다. 반면에 중력이 작으면 더 이상의 진화가 어렵다.

이처럼 진화가 빨리 된다는 것은 그만큼 수명이 짧다는 것이며, 진화가 되지 않는단 것은 수명이 상대적으로 길다는 것이다. 초기우주에서 탄생한 적색왜성이 아직도 유아기 상태에 그대로 머물러 있는 것도, 질량-중력이 작기 때문인 것이다. 그런즉, 수명을 결정하는 것은 질량과 중력이다.

은하 밖에서 초신성의 거대한 몸집이 폭발하면, 그 잔해의 성운들은 독자적인 중력과 전자기력으로 주변의 우주진공을 암흑물질로 변환시키고, 그 암흑물질에서 수소를 생성하며 질량을 계속 확장한다. 그리하여 그 성운에서 또 별과 행성들이 탄생하게 된다.

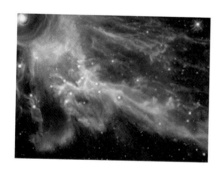

이 이미지는 초신성이 폭발한 잔해에서 별들이 생성된다는 것을 상징적으로 보여주고 있다. 이처럼 초신성은 별들을 새끼치기 하는 우주의 씨앗이다.

그리고 그 초신성은 블랙홀로 진화한다. 초신성의 중력은 중심핵을 이루고 있는 원자들을 붕괴시켜 중성자로 만들고, 또 그 중성자마저 완전히 붕괴시켜 원래의 입자인 원-입자로 해체시킨다. 때문에 그 속에서는 빛까지 사라지고 만다. 빛을 내는 광자까지 해체되었기 때문이다. 그렇게 진화한 블랙홀은 자기 몸체가 폭발한 잔해의 성운들과, 거기서 탄생하는 별-행성들을 중력으로 구속한다. 그리고 그 성운과 천체들의 질량이 확장될수록 블랙홀의 질량도 확장된다. 그 천체 그룹에서 생성되는 물질의 일부는 블랙홀에 흡수되는 것이다.

블랙홀은 그렇게 충전되는 에너지-물질의 일부를 밖으로 방출한다.

이 이미지는 에너지-물질을 방출하는 블랙홀의 모습을 상징적으로 보여주고 있다. 이 에너지-물질이 바로 또 다른 공간에서 초신성을 생성하게 될 씨앗이다.

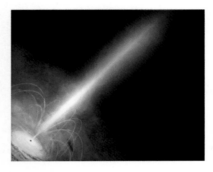

다음 이미지는 블랙홀에서 방출된 에너지에 의해, 은하 밖의 또 다른 공간에서 물질이 생성되는 모습을 상징적으로 보여주고 있다. 입자가속기의 진공에 에너지를 제공하면 그 에너지 값에 따른 질량을 가진 입자들이 생겨나듯이, 에너지는 곧 물질의 씨앗이다.

이처럼 블랙홀에서 방출된 에너지는 또 다른 공간의 우주진공을 이루고 있는 원-입자들을 결합시켜 암흑물질로 만들고, 그 암흑물질의 중력이 집중되는 곳에서 기본입자들이 생겨나며, 또 그 기

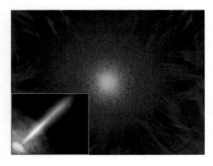

본입자들이 결합하여 수소를 생성한다.

현재도 우주에는 암흑물질로 대부분 이루어진 가운데 수소입자들이 발견된다.

또 아직 별이 탄생하지 않은 수소입자 덩어리-성운도 발견된다.

그리고 그 수소입자 구름 속에서 생성된 초신성도 많이 발견된다.

우주를 진화시킨 파노라마가 현재도 진행 중인 것이다.

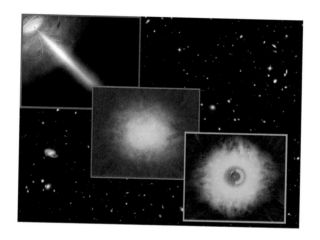

위 이미지는 블랙홀에서 방출된 에너지가 씨앗이 되어 또 다른 공간에서 초신성을 생성하는 과정을 파노라마로 보여주고 있다.

이 역시 원-입자가 결합하고 더하여지며 진화되어 나타나는 우주현상이다.

원-입자 진실을 밝히기 위한 질문사항

112. 2005년 6월 28일 한국 천문학자들이 은하와 은하 사이의 우주

공간에서 새로운 별 탄생 영역을 발견해 국제학계의 주목을 받았다. 당시 세종대 천문우주학과 김성은 교수는 "우리은하에 이웃하는 대마젤란은하와 소마젤란은하 사이에 위치한 수소원자 구름에서 별이 탄생하고 있는 영역을 세계 최초로 발견했다"고 밝혔다.

별은 보통 은하 내에 있는 수소분자 구름에서 탄생하는 것으로 알려져 있었는데, 김 교수팀은 은하 내부가 아니라 은하 밖의 공간에서, 수소분자(H_2) 구름이 아니라 수소원자(H) 구름에서 별 탄생 영역을 찾아냈다고 밝혔다.

이 진실을 물리적 증거로 반론할 수 있는가?

113. 그 후 2010년과 2012년에 우주탐사 로켓에 실려 대기 위로 날아간 적외선카메라(CIBER)는 우주의 서로 다른 5개 영역들을 관찰하면서 많은 우주의 빛 입자들을 수집하던 중에, 은하 밖에 존재하는 많은 별들의 정체를 확인했다. 그 연구에 참여한 천체물리학자 제이미 복(Jamie Bock)은 그 빛이 아마도 은하들 사이에 있는 별들로부터 나오고 있을지 모른다는 것을 의미한다고 하며, "이 별들은 은하들만큼 많은 배경 빛을 발생하고 있다. 매우 흥분된다"고 소감을 밝혔다.

또한 나사(NASA) 고다드우주비행센터의 천체물리학자 하비 모슬리(Harvey Moseley)는 "우주에 있는 모든 별들 중 절반이 은하 경계 바깥에 숨어있다는 것을 추정할 수 있다"고 말했다. 캘리포니아공과대학교 칼텍의 천체물리학자 마이클 제프코프는 'Science' 11월 7일 호에 그 발견을 발표했다.

2015년 6월 캘리포니아 대학의 멜리사 그라함과 그녀의 동료들은 허블 우주 망원경의 고해상도 이미지를 이용해서 외로운 초신성들이 분명히 은하 밖에서 발생했다는 사실을 저널 Astrophysical Journal에 발표했다.

최근 연구 결과에 의하면 은하 밖에 존재하는 별의 수는 생각보다 많아서, 우주 별 전체의 15%까지 차지할 수 있다고 한다.

이 진실을 물리적 증거로 반론할 수 있는가?

114. 천체물리학자들은 그 초신성들이 은하에서 추방당한 별이라고 한다. 별들은 보통 은하 내부에 존재하지만, 은하들이 충돌할 때 중력에 의해서 밖으로 쫓겨날 수 있다는 것이다. 이는 중력에 대한 개념이 없는 무지에서 비롯된 착각이다.

중력은 별을 추방하는 것이 아니라, 별을 은하 안에 잡아두는 역할을 한다.

즉, 은하의 중력은 은하의 중심으로 집중하는 에너지로서, 은하의 모든 별과 행성들을 담고 있는 그릇과 같다. 아울러 은하의 모든 별과 행성들은 중력장이라는 그릇에 담겨 있다.

때문에 은하 중심에 가까이 있는 별과, 그 중심에서 멀리 떨어진 별들은 거의 같은 속도로 회전할 수 있다. 현대 우주과학기술로 밝혀진 이 진실을 물리적 증거로 반론할 수 있는가?

115. 현대 천문학자들의 주장대로라면 우주의 그 초신성들의 시신이 엄청나게 많아야 한다. 초신성은 별들 중에 수명이 가장 짧은 별로서 수백만 년을 살고 폭발한다. 그리고 질량에 따라 중성자별이나 블랙홀로

진화한다.

그런즉, 130억 년 전부터 은하들에서 추방된 초신성은 이미 중성자별이나 블랙홀이 되어 있어야 한다. 아니 은하의 궤도 안에 소속된 별과 달리, 은하 밖에 있는 초신성은 스스로 수소를 생성하며 질량을 확장하기 때문에 모두가 블랙홀로 진화한다.

현재 은하 밖에 존재하는 그 초신성들의 나이는 수백만 년밖에 안 된다. 분명한 것은 이제 이 초신성들이 블랙홀로 진화할 거라는 것이다.

이 진실을 물리적 증거로 반론할 수 있는가?

116. 천체물리학자들의 주장대로라면 현재 은하 밖에 존재하는 초신성들의 선배들은 이미 블랙홀이 되어 있어야 한다. 아울러 130억 년 넘는 장구한 세월 동안 은하 밖에서 초신성으로 살다가 진화한 블랙홀의 수는 1천억 개 이상으로 많아야 한다. 그래서 그 블랙홀들은 은하 밖의 도처에서 우주물질을 삼켜버리며 우주질서를 교란하는 원흉이 될 수도 있을 것이다.

하지만 은하 밖에 그런 천체는 존재하지 않는다.

이 진실을 물리적 증거로 반론할 수 있는가?

117. 은하 밖에 존재하는 초신성의 진실을 밝히기 위해서는, 우선 1천만 년 전부터 130억 년 사이에 존재한 은하 밖 초신성들의 행처부터 찾아야 한다. 이미 그 천체들은 수명을 다하고 대폭발을 일으킨 후에 블랙홀로 진화했을 텐데, 지금 그 천체들은 어디에 있는가 하는 것이다. 그 천체들은 우주 밖으로 이주하진 않았다. 분명 우주 안에 어딘가에 있는

것이다.

그리고 그 천체는 그 어떤 별보다 강력한 중력을 갖고 있으므로, 우주의 어딘 가에서 그 막강한 힘을 행사하고 있을 것이다. 그런즉, 현재 그 천체들은 은하의 조상이 되어, 그 은하들의 핵을 차지하고 있다.

이 진실을 물리적 증거로 반론할 수 있는가?

118. 우주의 역사를 거슬러 올라가면 아직 별들이 탄생하지 않은 초기우주가 있었다. 그 초기우주의 밀도가 높은 곳들에서 별과 행성들이 탄생했다.

초기우주에서 생성된 별과 행성들 중에 은하의 씨앗도 생성되었다.

즉, 질량이 큰 초신성도 생성되었다.

은하의 궤도 밖에서 진화한 초신성의 거대한 몸집이 폭발하면 그 잔해의 성운들은 독자적인 중력과 전자기력으로 주변의 우주진공을 암흑물질로 변환시키고, 그 암흑물질에서 수소를 생성하여 질량을 계속 확장한다. 그리하여 그 성운에서 또 별과 행성들이 탄생하게 된다.

이처럼 초신성은 별들을 새끼치기하는 우주의 씨앗이다.

이 진실을 물리적 증거로 반론할 수 있는가?

119. 질량이 큰 초신성은 블랙홀로 진화한다.

초신성의 중력과 폭발에너지는 중심핵을 이루고 있는 원자들을 붕괴시켜 중성자로 만들고, 또 그 중성자마저 완전히 붕괴시켜 원래의 입자인 원-입자들로 해체시킨다. 때문에 그 속에서는 빛까지 사라지고 만다. 빛을 내는 광자까지 해체되었기 때문이다.

그렇게 진화한 블랙홀은 자기 몸체가 폭발한 잔해의 성운들과 거기서 탄생하는 별-행성들을 중력으로 구속한다. 그리고 그 성운과 천체들의 질량이 확장될수록 블랙홀의 질량도 확장된다. 그 천체 그룹에서 생성되는 물질의 일부는 블랙홀에 흡수되는 것이다.

블랙홀은 그렇게 충전되는 에너지의 일부를 밖으로 방출한다.

이 에너지가 바로 또 다른 우주 공간에서 초신성을 생성하게 될 씨앗이다.

이 진실을 물리적 증거로 반론할 수 있는가?

120. 입자가속기의 진공에 에너지를 제공하면 그 에너지 값에 따른 질량을 가진 입자들이 생겨나듯이, 에너지는 곧 물질의 씨앗이다.

이처럼 블랙홀에서 방출된 에너지는 또 다른 공간의 우주진공을 이루고 있는 원-입자들을 결합시켜 암흑물질로 만들고, 그 암흑물질의 중력이 집중되는 곳에서 기본입자들이 생겨나며, 또 그 기본입자들이 결합하여 수소를 생성한다.

현재도 우주에는 암흑물질로 대부분 이루어진 가운데 수소입자들이 발견된다.

또 아직 별이 탄생하지 않은 수소입자 덩어리-성운도 발견된다.

그리고 그 수소입자 구름 속에서 생성된 초신성도 많이 발견된다.

우주를 진화시킨 파노라마가 현재도 진행 중인 것이다.

이 진실을 물리적 증거로 반론할 수 있는가?

원-입자와 우주의 탄생

우주가 진공에서 생겨났다는 사실에 물리적 증거로 반론할 수 있는 과학자는 지구상에 존재하지 않는다. 그런즉, 138억 년 동안 팽창해 온 우주의 역사를 거슬러 올라가면, 아무것도 존재하지 않았던 무한공간과 만나게 된다.

바로 그 무한공간의 진공에서 암흑물질이 생겨났다. 진공에서 입자들이 생겨나는 것은 어렵지 않게 확인할 수 있는데, 태초의 무한-공간 진공에서 암흑물질 입자들이 생겨난 것이다.

◁ 이미지는 태초의 무한공간에서 암흑물질이 생겨난 것을 상징적으로 보여주고 있다. 이처럼 암흑물질이 생겨났다는 것은 곧 질량이 생겨났다는 것이고, 질량이 생겨났다는 것은 곧 중력이 생겨났다는 것이다. 때문에 질량을 가진 모든 천체는 중력을 동반한다.

다음 이미지는 암흑물질과 함께 생겨난 중력을 상징적으로 보여주고 있다. 이어 그 중력이 몰리며 집중되는 중심부 입자들의 밀도가 올라가며, 그 입자들의 결합으로 우주물질을 구성하는 기본입자(광자, 중성미자, 전자, 쿼크 등)들이 생겨났다.

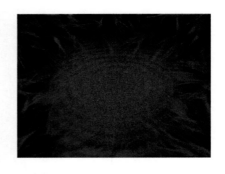

오른쪽 두 번째 이미지는 암흑물질의 중력이 집중되는 중심부에서, 우주물질을 구성하는 기본입자들이 생겨난 모습을 상징적으로 보여주고 있다. 이처럼 암흑물질의 중력이 몰리며 집중되는 중심부에서 암흑물질 입자들이 결합하여 광자가 되고, 또 그 광

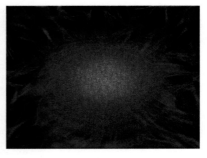

자들이 결합하여 중성미자가 되고, 또 그 중성미자들이 결합하여 전자가 되고, 또 그 전자들이 결합하여 쿼크-입자가 되고, 또 그 쿼크들이 결합하여 양성자가 되었다.

좀 더 구체적으로 설명하자면 1개의 수소원자를 만드는데 1조 개 이상의 중성미자가 모여 1,836개 정도의 전자를 만들었고, 그 전자들이 모여 3개의 쿼크를 만들었고, 그 쿼크들이 결합하여 원자핵인 1개의 양성자를 만들었다.

여기서 암흑물질입자와 광자가 결합된 수는 미처 헤아릴 수 없다. 현재 인간의 능력으로 질량 측정이 가능한 것은 중성미자부터이기 때문이다. 그런데 더 이상 입자들이 결합하지 못했다.

원시우주 중심부의 입자들을 압박하며 밀도를 높이는 중력이 사라진 것도 아니었다. 또 입자들을 결합시키는 강-핵력이 사라진 것도 역시 아니었다.

입자들이 더 이상 결합하지 못한 것은 양성자가 보호막을 쳤기 때문이었다.

만약 양성자가 보호막을 치지 않았다면 입자들의 결합은 무제한 이루어졌을 것이다. 입자가속기의 진공에 인공적으로 가공된 에너지를 제공하면, 양성자보다 100배 이상의 질량을 가진 입자들이 생겨나듯이 말이다.

하지만 양성자의 보호막으로 인해 입자들의 결합은 더 이상 이루어지지 않았다.

아울러 원-입자들의 결합으로 형성된 보호막은 매우 견고하다. 그 보호막을 붕괴시키려면 원자폭탄을 터뜨리는 위력이 있어야할 정도로 견고한 것이다.

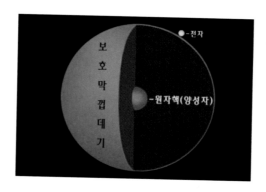

위 이미지는 원자 보호막-껍데기를 상징적으로 보여주고 있다. 이 보호막으로 인해 입자들의 결합은 1,836개의 전자들이 결합하여 3개의 쿼크입자를 만들고, 또 그 쿼크입자들이 결합하여 1개의 양성자를 만든 데까지였다.

그리고 그 결합에 합류하지 못한 전자는 원자의 보호막-껍데기 바깥에서 맴돌기 시작했다. 우주의 씨앗인 첫 수소원자가 탄생한 것이다.

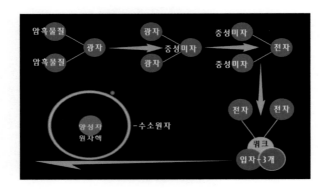

위 이미지는 1개의 수소원자가 생성되는 과정을 상징적으로 보여주고 있다.

이처럼 원-입자들이 결합하여 암흑물질이 되고, 또 그 암흑물질입자들이 결합하여 광자가 되고, 또 광자들이 결합하여 1조 개 이상의 중성미자가 되고, 또 그 중성미자들이 결합하여 1,836개의 전자가 되고, 또 그 전자들이 결합하여 3개의 쿼크가 되고, 또 쿼크들이 결합하여 1개의 원자핵-양성자가 된다.

이때 입자들을 결합시키는 힘을 강-핵력이라 한다. 그 에너지는 암흑물질의 중력이 몰리는 중심부에서 생겨났다. 즉, 우주진화의 동력인 중력에 의해 생겨났다.

원시우주에서 암흑물질의 중력이 집중되는 가운데 기본입자들의 밀도가 올라가며 1조분의 1밀리까지 압착되자, 입자들 사이의 인력은 강-핵으로 작용하며 그 기본입자들을 결합시켜 양성자를 만들었고, 양성자는 전자를 포획하며 수소원자로 탄생한 것이다.

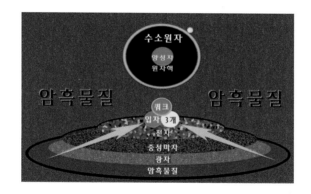

위 이미지는 암흑물질에서 수소원자가 생겨나는 모습을 상징적으로 보여주고 있다. 이처럼 우주의 씨앗인 첫 수소원자가 생겨났다.

암흑물질에서 처음 생성되는 수소는 전기적으로 중성 상태이다. 이를 중성수소라고 하는데, 원시우주에서 생성된 수소는 전기적으로 중성 상태인 중성수소였던 것이다. 원시우주에서 생성된 그 수소원자는 밀도가 상승하는 중심부에서 분자로 그룹을 이루었다.

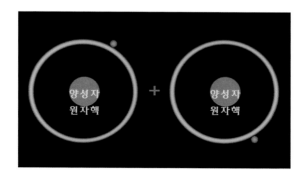

위 이미지에서 보여주는 것처럼 2개의 수소원자가 분자로 결합하며 그룹을 이루었다. 수소가 생성되면서 암흑물질 가운데 수소가스가 피어났다.

이 이미지는 암흑물질 가운데 피어난 수소가스의 모습을 상징적으로 보여주고 있다. 이 수소가스가 빠르게 확산되며 우주를 잉태할 수 있는 성운을 형성했다.

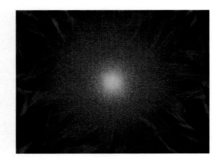

▷ 이미지는 수소가스가 확산되며 성운을 형성하는 모습을 상징적으로 보여주고 있다. 지금의 우주에서도 암흑물질 가운데 이처럼 수소입자로만 형성된 성운이 발견된다. 그 천체를 암흑은하

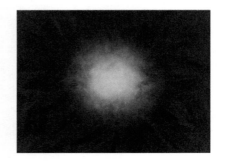

로 부른다. 아울러 그 암흑은하는 우주의 기원을 설명해 주는 모델이라고 할 수 있다. 태초의 그 성운에서 파동에너지가 방출되었다. 수소원자에서 방출되는 전자기파가 분자로 그룹을 이루며 더 확장되고, 또 거대한 성운을 형성하며 방대한 파동에너지를 방출한 것이다.

성운의 질량이 확장됨에 따라 중력도 확장되었다. 성운에서 방출되는 전자기파는 주변의 암흑진공에너지를 이루고 있는 원-입자에 에너지를 제공하였다. 그리하여 원-입자들은 그 에너지로 결합하며 암흑물질로 변환되었다. 그렇게 암흑물질이 확산되기 시작한 것이다.

진공에 어떤 에너지를 제공하면 그 상대성에 따라 다양한 입자들이 생성되는 것을 확인할 수 있다. 마찬가지로 우주환경에서도 그렇게 상대성에 따라 암흑물질이 생겨나는 것이다.

원시우주에서 암흑물질이 확산되자 성운에서 방출되는 파동에너지와 밀착된 곳에서는 수소원자들이 생겨났다. 즉, 성운에서 방출되는 에너지를 가장 많이 받는 입자들이 결합하여, 수소원자로 생성되었던 것이다.

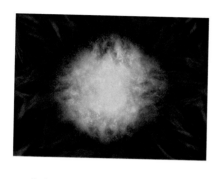

이 이미지는 수소가 생성되며 성운을 확산시키는 모습을 상징적으로 보여주고 있다. 지금도 별들이 생성되는 은하에서는 암흑물질이 계속 확장되며, 또 거기서는 수소가 끊임없이 생성되고 있다.

빅뱅론대로라면 별들이 생성되는 성운이 수백억 배로 밀도를 높이며 수축되기만 해야 하는데, 그 반대로 별들이 생성되는 은하의 성운은 확산되고 있는 것이다. 그 이유는 천체의 질량이 확장되는 만큼 암흑물질도 확장되며, 거기서 생성된 수소가 성운을 확산시키기 때문이다. 또 그에 따라 확장되는 중력이 집중되는 성운들에서 별들이 잉태한다. 만약 거기서 중력의 확장이 멈춘다면 별은 탄생할 수 없다.

이는 공장에서 제품을 생산하던 기계가 정전으로 멈춘 것과 같다고 할 수 있다. 하지만 암흑물질이 확장되고, 거기서 생성된 수소가 성운을 확산시키는 만큼 계속 확장되는 중력이, 성운의 내부 밀도를 계속해서 높이며 신생아 별들을 잉태하고 탄생시키게 되는 것이다.

원시우주에서도 그랬다. 수소로 이루어진 구름-성운에서 방출하는 파동에너지는, 주변의 진공-암흑에너지를 이루고 있는 원-입자들을 결합시켜 암흑물질을 끊임없이 생성했다. 성운의 규모가 커질수록 에너지 방출도 확장되었고, 그 에너지만큼 많은 암흑물질이 생겨났다. 또 그렇게 암흑물질이 확장되면서 거기서 수소원자가 생성되며 성운의 규모가 계속 커질수록, 그 원시우주의 질량이 확장되는 만큼 중력도 커져갔다. 그리고 그 중력이 집중되는 성운의 중심부를 차지한 입자들의 밀도가 계속 올라가며 거대한 에너지 덩어리가 생겨났다.

즉, 오늘날 우리가 보고 있는 은하의 씨앗인 별이 잉태한 것이다.

이 이미지는 원시우주에 생겨난 고밀도의 에너지 덩어리를 상징적으로 보여주고 있다. 성운의 질량과 중력이 커질수록 고밀도의 에너지 덩어리도 더욱 확장되었다.

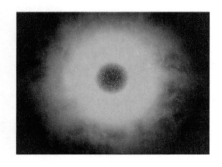

그리고 그 가운데는 고온의 핵이 생겨났다.

▷ 이미지에서 보는 것처럼 고밀도의 에너지 덩어리 가운데는, 달걀의 노른자위와 같은 핵이 생겨났다. 그렇다! 우주는 바로 이 알 속에서 태어났다.

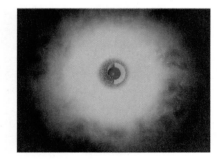

우주 밖에 있는 진공에너지는 무한대하며 끝없이 열려 있다. 그러므로 응축될 수 없는 에너지이다. 응축된다는 것은 어떤 공간 안에서만 가능하기 때문이다. 아울러 우주가 탄생하려면 먼저 무한대한 에너지 안에서 질량을 가진 물질의 영역이 마련되어야 하고, 암흑에너지를 질량을 가진 물질로 만들며 우주 영역을 확장하는 일들이 이루어져야 한다. 그래야 그 질량에 따라 중력이 생겨나며 우주를 형성하는 원재료인 성운의 중심부를 응축시킬 수 있다. 그렇게 되면 질량을 가진 영역의 내부에 초고온 고밀도의 핵이 생기게 된다.

원시우주의 모든 에너지가 가운데로 몰리자, 그 중력의 압력에 의해 중심핵을 이룬 수소원자들의 자기력이 한 방향으로 향하고, 그에 따라 앞뒤 양방향으로 N-S극이 생겼다. 원시우주 가운데 막대자석이 생겨난 것이다.

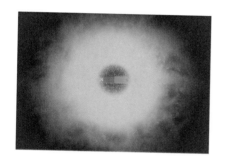

이 이미지는 원시우주 가운데 생겨난 막대자석을 상징적으로 보여주고 있다.

(이처럼 자석이란 원자들의 자기력이 한 방향으로 향한 것이다. 때문에 막대자석을 두드려 충격을 주면 원자들의 자기력 방향이 흩어지며 자성을 잃기도 한다.) 그 자석에서 방출된 자기력은 원시우주를 감싸고 자기장을 형성했다.

이어 원시우주는 회전하기 시작했다.

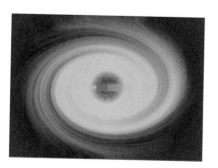

◁ 이미지는 원시우주가 회전하는 모습을 상징적으로 보여주

고 있다.

그 자기력으로 인해 원시우주에서 방출되는 에너지는 더욱 강해졌고, 그 에너지는 더 많은 수소를 더 빨리 생성하며 원시우주를 살찌웠다.

이미지는 원시우주를 살찌우며 확산되는 수소의 모습을 상징적으로 보여주고 있다. 원시우주에서 방출되는 에너지는 주변의 우주진공을 이루고 있는 원-입자들을 결합시켜 암흑물질로 변환시키고, 또 그 암흑물질로 수소를

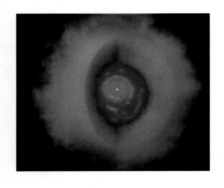

폭발적으로 생성했다. 그렇게 원시우주의 질량은 매우 빠른 속도로 확장되었다. 아울러 무한공간의 진공은 원시우주에서 생성되는 수소를 끌어당기며 초고속으로 팽창시켰다. 중력도 빠르게 확장하며 무한공간으로 팽창하는 물질을 끌어당겼지만 역부족이었다. 어느 정도 팽창 속도를 늦출 수는 있었지만, 무한공간을 이루고 있는 진공인력을 당해낼 수 없었다. 그렇게 우주가 팽창되는 만큼 수소도 폭발적으로 생성되었다.

원시우주의 중심핵에서는 수소원자의 붕괴가 일어났다. 매우 빠른 속도로 확장되는 원시우주와 함께 계속 커지며 압박하는 중력에 못 견디고 수소원자가 붕괴된 것이다.

이어 양성자는 전자를 포획하여 중성자로 변환되었다.

또한 그 중성자는 다른 양성자와 결합하여 중수소로 거듭났다.

한 개의 양성자가 두 개의 중성자와 결합한 삼중수소가 생겨나기도

했다.

즉, 한 개의 중성자를 가진 중수소와, 두 개의 중성자를 거느린 삼중
수소가 생겨난 것이다.

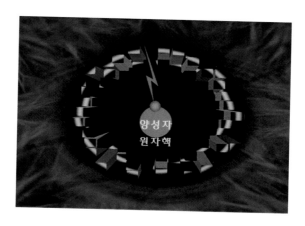

위 이미지는 원자 보호막-껍데기가 붕괴되면서 핵에 끌려들어 가는
전자의 모습을 보여준다. 이처럼 양성자는 전자를 포획하여 중성자로
변환되었다. 또한 그 중성자는 다른 양성자와 결합하여 중수소로 거듭
났다. 중성자 두 개와 결합한 삼중수소가 생겨나기도 했다. 그렇게 한
개의 중성자를 가진 중수소와, 두 개의 중성자를 거느린 삼중수소가 생
겨난 것이다.

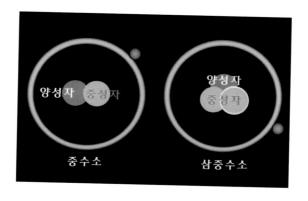

앞의 이미지는 중수소와 삼중수소의 모습을 상징적으로 보여 준다. 이는 마치 아담과 하와의 탄생과도 같다. 이제 이 중수소와 삼중수소의 결합으로 우주를 탄생시킬 일만 남았다. 진정 그렇다. 중수소와 삼중수소의 결합을 시작으로 연이은 핵융합을 통해 수많은 원소들이 만들어지고, 별과 행성들이 탄생했다. 아울러 우주 만물은 모두 그 자손과도 같다. 원시우주의 질량이 빠르게 확장되면서 중수소와 삼중수소의 결합이 시작되었다. 원시우주의 중력이 그 수소원자 껍데기들을 붕괴시켜 핵융합을 시킨 것이다.

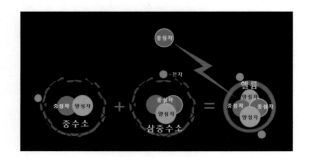

위 이미지는 중수소와 삼중수소의 핵융합으로 헬륨이 생성되는 과정을 보여주고 있다.

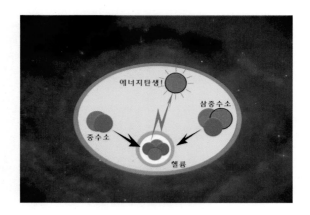

앞의 이미지는 원시우주의 중심(핵)에서 진행되는 중수소와 삼주수소의 핵융합을 상징적으로 보여주고 있다. 이처럼 원시우주 중심부의 고밀도, 초고온, 팽창에너지에 의해 생성된 중수소와 삼중수소가 결합되자, 헬륨이 생성되며 짝을 이루지 못한 중성자가 핵 바깥으로 뛰쳐나갔다.

이어 엄청난 에너지를 발생했다. 이 원리로 수소폭탄이 만들어졌는데, 우라늄 원자폭탄의 3,300배로서 폭발 시에 10X9000억J의 에너지가 생성된다. 즉, 수소핵융합에 의한 폭발이 일어난 것이다. 그 폭발로 에너지 팽창을 극대화했다. 원시우주의 질량이 커질수록 핵융합도 가속화되었다.

그리고 수소의 핵융합으로 생성된 헬륨은 그 에너지와 중력으로부터 원자핵을 보호하기 위해 더 두터운 보호막-원자껍데기를 형성했다.

만약 이 보호막-원자껍데기가 없다면 목성과 같은 행성도 쉽게 핵융합을 통해 별이 될 수 있다. 그래서 우리 지구가 속한 태양계에는 여러 개의 태양이 생길 수도 있다. 하지만 목성이 태양처럼 대부분의 수소로 이루어졌어도, 그 수소의 보호막-원자껍데기를 붕괴시킬 수 있는 중력이 없기 때문에 태양이 될 수 없다. 또한 태양이 헬륨을 핵융합시키지 못하는 것은, 그 보호막-원자껍데기를 붕괴시킬 수 있는 에너지가 없기 때문이다.

하지만 원시우주의 질량이 태양의 질량보다 더 커지기 시작하면서 헬륨 원자껍데기도 붕괴되었다. 이어 연이은 핵융합을 통해 리튬, 베릴륨, 붕소 등의 물질들이 계속 생성되었다. 그렇게 물질들이 생성될 때마다 원자들은 핵을 보호하기 위해 더 두터운 보호막을 쳤다. 나중에는 한 개의 보호막으로 안 되자 두 개의 보호막을 치기 시작했다. 생명체와 마찬가지로 물질들도 원자핵을 지키기 위한 보호 본능을 갖고 있는 것이다.

이 이미지는 원자의 보호막 역할
을 하는 궤도를 상징적으로 보여주
고 있다.

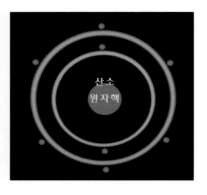

이처럼 질량이 큰 원자들이 생겨
날 때마다 보호막을 형성했지만, 원
시우주의 중력은 계속 확장되며 그
원자껍데기를 붕괴시키고 거듭되는
핵융합을 통해 탄소, 질소, 산소, 플루오르, 네온, 나트륨, 마그네슘, 알
루미늄, 규소, 인, 황, 염소, 아르곤, 칼륨, 칼슘, 스칸듐, 티탄, 바나듐, 크
롬, 망간, 철 등의 새로운 물질들을 계속 생성했다.

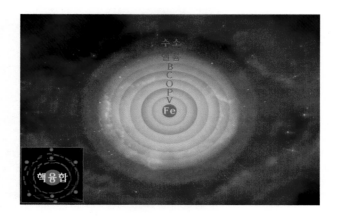

위 이미지는 원시우주에서 핵융합을 통해 물질이 생성된 과정을 상징
적으로 보여주고 있다. 이처럼 연이어 거듭되는 핵융합으로 열팽창에너
지는 극대화되었다.

냄비에 물을 끓이면 원-입자들이 몰려들며, 물 분자를 이루고 있는 원
자들을 팽창시킨다. 그래서 물이 부글부글 끓고 증기로 날아가는 현상

이 나타난다. 그 원리를 이용하여 기관차도 달리게 한다. 원-입자들이 몰려들며 나타내는 그 동력의 세기는 열에너지에 비례한다.

열에너지가 높을수록 많은 원-입자들이 몰려들며 큰 동력을 나타내는 것이다.

그런즉, 원시우주 안에서는 거듭되는 핵융합으로 초고온이 발생하는 것과 함께 많은 원-입자들이 몰려들며 열팽창에너지를 극대화했다. 결국 그 엄청난 에너지에 의해, 드디어 원시우주는 대폭발을 일으켰다.

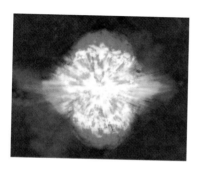

왼쪽 이미지는 원시우주가 붕괴되며 대폭발을 일으키는 모습을 상징적으로 보여주고 있다.

원-입자 진실을 밝히기 위한 질문사항

121. 우주가 진공에서 생겨났다는 사실에 물리적 증거로 반론할 수 있는 과학자는 지구상에 존재하지 않는다. 그런즉, 138억 년 동안 팽창해 온 우주의 역사를 거슬러 올라가면, 아무것도 존재하지 않았던 무한공간과 만나게 된다.

현대 우주과학기술로 밝혀진 이 진실을 물리적 증거로 반론할 수 있는가?

122. 무한공간의 진공에서 암흑물질이 생겨났다. 진공에서 입자들이 생겨나는 것은 어렵지 않게 확인할 수 있는데, 태초의 무한-공간 진공에서 암흑물질 입자들이 생겨난 것이다. 이처럼 암흑물질이 생겨났다는 것은 곧 질량이 생겨났다는 것이고, 질량이 생겨났다는 것은 곧 중력이 생겨났다는 것이다. 때문에 질량을 가진 모든 천체는 중력을 동반한다.

현대 우주과학기술로 밝혀진 이 진실을 물리적 증거로 반론할 수 있는가?

123. 암흑물질의 중력이 몰리며 집중되는 중심부에서 암흑물질 입자들이 결합하여 광자가 되고, 또 그 광자들이 결합하여 중성미자가 되고, 또 그 중성미자들이 결합하여 전자가 되고, 또 그 전자들이 결합하여 쿼크-입자가 되고, 또 그 쿼크들이 결합하여 양성자가 되었다. 그런데 더 이상 입자들이 결합하지 못했다. 원시우주 중심부의 입자들을 압박하며 밀도를 높이는 중력이 사라진 것도 아니었다. 또 입자들을 결합시키는 강-핵력이 사라진 것도 역시 아니었다. 입자들이 더 이상 결합하지 못한 것은 양성자가 보호막을 쳤기 때문이었다. 만약 양성자가 보호막을 치지 않았다면 입자들의 결합은 무제한 이루어졌을 것이다. 입자가속기의 진공에 인공적으로 가공된 에너지를 제공하면, 양성자보다 100배 이상의 질량을 가진 입자들이 생겨나듯이 말이다.

하지만 양성자의 보호막으로 인해 입자들의 결합은 더 이상 이루어지지 않았다.

현대 우주과학기술로 밝혀진 이 진실을 물리적 증거로 반론할 수 있는가?

124. 원-입자들의 결합으로 형성된 보호막은 매우 견고하다. 그 보호막을 붕괴시키려면 원자폭탄을 터뜨리는 위력이 있어야 할 정도로 견고한 것이다.

이 보호막으로 인해 입자들의 결합은 1,836개의 전자들이 결합하여 3개의 쿼크입자를 만들고, 또 그 쿼크입자들이 결합하여 1개의 양성자를 만든 데까지였다. 그리고 그 결합에 합류하지 못한 전자는 원자의 보호막-껍데기 바깥에서 맴돌기 시작했다. 우주의 씨앗인 첫 수소원자가 탄생한 것이다.

현대 우주과학기술로 밝혀진 이 진실을 물리적 증거로 반론할 수 있는가?

125. 입자들을 결합시키는 힘을 강-핵력이라 한다. 그 에너지는 암흑물질의 중력이 몰리는 중심부에서 생겨났다. 즉, 우주진화의 동력인 중력에 의해 생겨났다. 원시우주에서 암흑물질의 중력이 집중되는 가운데 기본입자들의 밀도가 올라가며 1조분의 1밀리까지 압착되자, 입자들 사이의 인력은 강-핵으로 작용하며 그 기본입자들을 결합시켜 양성자를 만들었고, 양성자는 전자를 포획하며 수소원자로 탄생한 것이다.

현대 우주과학기술로 밝혀진 이 진실을 물리적 증거로 반론할 수 있는가?

126. 암흑물질에서 처음 생성되는 수소는 전기적으로 중성 상태이다. 이를 중성수소라고 하는데, 원시우주에서 생성된 수소는 전기적으로 중성 상태인 중성수소였던 것이다.

원시우주에서 생성된 그 수소원자는 밀도가 상승하는 중심부에서 분자로 그룹을 이루었다. 수소가 생성되면서 암흑물질 가운데 수소가스가 피어났다.

이 수소가스가 빠르게 확산되며 우주를 잉태할 수 있는 성운을 형성했다.

지금의 우주에서도 암흑물질 가운데 이처럼 수소입자로만 형성된 성운이 발견된다. 그 천체를 암흑은하로 부른다.

아울러 그 암흑은하는 우주의 기원을 설명해 주는 모델이라고 할 수 있다.

현대 우주과학기술로 밝혀진 이 진실을 물리적 증거로 반론할 수 있는가?

127. 태초의 그 성운에서 파동에너지가 방출되었다.

수소원자에서 방출되는 전자기파가 분자로 그룹을 이루며 더 확장되고, 또 거대한 성운을 형성하며 방대한 파동에너지를 방출한 것이다.

성운의 질량이 확장됨에 따라 중력도 확장되었다.

성운에서 방출되는 전자기파는 주변의 암흑진공에너지를 이루고 있는 원-입자에 에너지를 제공하였다. 그리하여 원-입자들은 그 에너지로 결합하며 암흑물질로 변환되었다.

그렇게 암흑물질이 확산되기 시작한 것이다.

현대 우주과학기술로 밝혀진 이 진실을 물리적 증거로 반론할 수 있는가?

128. 진공에 어떤 에너지를 제공하면 그 상대성에 따라 다양한 입자들이 생성되는 것을 확인할 수 있다. 마찬가지로 우주환경에서도 그렇게 상대성에 따라 암흑물질이 생겨난다.

원시우주에서 암흑물질이 확산되자 성운에서 방출되는 파동에너지와 밀착된 곳에서는 수소원자들이 생겨났다. 즉, 성운에서 방출되는 에너지를 가장 많이 받는 입자들이 결합하여, 수소원자로 생성되었던 것이다.

지금도 별들이 생성되는 은하에서는 암흑물질이 계속 확장되며, 또 거기서는 수소가 끊임없이 생성되고 있다. 현대 우주과학기술로 밝혀진 이 진실을 물리적 증거로 반론할 수 있는가?

129. 원시우주의 질량이 확장되는 만큼 중력도 커져갔다. 그리고 그 중력이 집중되는 성운의 중심부를 차지한 입자들의 밀도가 계속 올라가며 거대한 에너지 덩어리가 생겨났다.

즉, 오늘날 우리가 보고 있는 은하의 씨앗인 별이 잉태한 것이다.

성운의 질량과 중력이 커질수록 고밀도의 에너지 덩어리도 더욱 확장되었다.

그리고 그 가운데는 고온의 핵이 생겨났다.

현대 우주과학기술로 밝혀진 이 진실을 물리적 증거로 반론할 수 있는가?

130. 우주 밖에 있는 진공에너지는 무한대하며 끝없이 열려 있다. 그러므로 응축될 수 없는 에너지이다. 응축된다는 것은 어떤 공간 안에서만 가능하기 때문이다.

아울러 우주가 탄생하려면 먼저 무한대한 에너지 안에서 질량을 가진 물질의 영역이 마련되어야 하고, 암흑에너지를 질량을 가진 물질로 만들며 우주 영역을 확장하는 일들이 이루어져야 한다. 그래야 그 질량에 따라 중력이 생겨나며 우주를 형성하는 원재료인 성운의 중심부를 응축시킬 수 있다. 그렇게 되면 질량을 가진 영역의 내부에 초고온 고밀도의 핵이 생기게 된다. 현대 우주과학기술로 밝혀진 이 진실을 물리적 증거로 반론할 수 있는가?

131. 원시우주의 모든 에너지가 가운데로 몰리자, 그 중력의 압력에 의해 중심핵을 이룬 수소원자들의 자기력이 한 방향으로 향하고, 그에 따라 앞뒤 양방향으로 N-S극이 생겼다.

원시우주 가운데 막대자석이 생겨난 것이다.

(이처럼 자석이란 원자들의 자기력이 한 방향으로 향한 것이다. 때문에 막대자석을 두드려 충격을 주면 원자들의 자기력 방향이 흩어지며 자성을 잃기도 한다.)

그 자석에서 방출된 자기력은 원시우주를 감싸고 자기장을 형성했다.

이어 원시우주는 회전하기 시작했다.

현대 우주과학기술로 밝혀진 이 진실을 물리적 증거로 반론할 수 있는가?

132. 원시우주에서 방출되는 에너지는 주변의 우주진공을 이루고 있는 원-입자들을 결합시켜 암흑물질로 변환시키고, 또 그 암흑물질로 수소를 폭발적으로 생성했다.

그렇게 원시우주의 질량은 매우 빠른 속도로 확장되었다. 아울러 무한공간의 진공은 원시우주에서 생성되는 수소를 끌어당기며 초고속으로 팽창시켰다.

중력도 빠르게 확장하며 무한공간으로 팽창하는 물질을 끌어당겼지만 역부족이었다. 어느 정도 팽창 속도를 늦출 수는 있었지만, 무한공간을 이루고 있는 진공인력을 당해낼 수 없었다. 그렇게 우주가 팽창되는 만큼 수소도 폭발적으로 생성되었다.

현대 우주과학기술로 밝혀진 이 진실을 물리적 증거로 반론할 수 있는가?

133. 원시우주의 중심핵에서는 수소원자의 붕괴가 일어났다. 매우 빠른 속도로 확장되는 원시우주와 함께 계속 커지며 압박하는 중력에 못 견디고 수소원자가 붕괴된 것이다.

이어 양성자는 전자를 포획하여 중성자로 변환되었다.

또한 그 중성자는 다른 양성자와 결합하여 중수소로 거듭났다.

한 개의 양성자가 두 개의 중성자와 결합한 삼중수소가 생겨나기도 했다.

즉, 한 개의 중성자를 가진 중수소와, 두 개의 중성자를 거느린 삼중수소가 생겨난 것이다.

현대 우주과학기술로 밝혀진 이 진실을 물리적 증거로 반론할 수 있는가?

134. 원시우주의 질량이 빠르게 확장되면서 중수소와 삼중수소의 결합이 시작되었다. 원시우주의 중력이 그 수소원자 껍데기들을 붕괴시켜

핵융합을 시킨 것이다.

원시우주 중심부의 고밀도, 초고온, 팽창에너지에 의해 생성된 중수소와 삼중수소가 결합되자, 헬륨이 생성되며 짝을 이루지 못한 중성자가 핵 바깥으로 뛰쳐나갔다.

이어 엄청난 에너지를 발생했다. 이 원리로 수소폭탄이 만들어졌는데, 우라늄 원자폭탄의 3,300배로서 폭발 시에 10X9000억J의 에너지가 생성된다. 즉, 수소핵융합에 의한 폭발이 일어난 것이다. 그 폭발로 에너지 팽창을 극대화했다. 원시우주의 질량이 커질수록 핵융합도 가속화되었다.

현대 우주과학기술로 밝혀진 이 진실을 물리적 증거로 반론할 수 있는가?

135. 수소의 핵융합으로 생성된 헬륨은 그 에너지와 중력으로부터 원자핵을 보호하기 위해 더 두터운 보호막-원자껍데기를 형성했다.

만약 이 보호막-원자껍데기가 없다면 목성과 같은 행성도 쉽게 핵융합을 통해 별이 될 수 있다. 그래서 우리 지구가 속한 태양계에는 여러 개의 태양이 생길 수도 있다.

하지만 목성이 태양처럼 대부분의 수소로 이루어졌어도, 그 수소의 보호막-원자껍데기를 붕괴시킬 수 있는 중력이 없기 때문에 태양이 될 수 없다.

현대 우주과학기술로 밝혀진 이 진실을 물리적 증거로 반론할 수 있는가?

136. 원시우주의 질량이 태양의 질량보다 더 커지기 시작하면서 헬륨

원자껍데기도 붕괴되었다. 이어 연이은 핵융합을 통해 리튬, 베릴륨, 붕소 등의 물질들이 계속 생성되었다. 그렇게 물질들이 생성될 때마다 원자들은 핵을 보호하기 위해 더 두터운 보호막을 쳤다. 나중에는 한 개의 보호막으로 안 되자 두 개의 보호막을 치기 시작했다. 생명체와 마찬가지로 물질들도 원자핵을 지키기 위한 보호본능을 갖고 있는 것이다.

현대 우주과학기술로 밝혀진 이 진실을 물리적 증거로 반론할 수 있는가?

137. 질량이 큰 원자들이 생겨날 때마다 보호막을 형성했지만, 원시우주의 중력은 계속 확장되며 그 원자껍데기를 붕괴시키고 거듭되는 핵융합을 통해 탄소, 질소, 산소, 플루오르, 네온, 나트륨, 마그네슘, 알루미늄, 규소, 인, 황, 염소, 아르곤, 칼륨, 칼슘, 스칸듐, 티탄, 바나듐, 크롬, 망간, 철 등의 새로운 물질들을 계속 생성했다.

현대 우주과학기술로 밝혀진 이 진실을 물리적 증거로 반론할 수 있는가?

138. 연이어 거듭되는 핵융합으로 열팽창에너지는 극대화되었다.

냄비에 물을 끓이면 원-입자들이 몰려들며, 물 분자를 이루고 있는 원자들을 팽창시킨다. 그래서 물이 부글부글 끓고 증기로 날아가는 현상이 나타난다. 그 원리를 이용하여 기관차도 달리게 한다. 원-입자들이 몰려들며 나타내는 그 동력의 세기는 열에너지에 비례한다.

열에너지가 높을수록 많은 원-입자들이 몰려들며 큰 동력을 나타내는 것이다.

그런즉, 원시우주 안에서는 거듭되는 핵융합으로 초고온이 발생하는 것과 함께 많은 원-입자들이 몰려들며 열팽창에너지를 극대화했다. 결국 그 엄청난 에너지에 의해, 드디어 원시우주는 대폭발을 일으켰다.

현대 우주과학기술로 밝혀진 이 진실을 물리적 증거로 반론할 수 있는가?

우주 정보와 원-입자

인간이 생각하는 정보가 행동으로 나타나듯이, 우주정보도 어떤 현상으로 나타나며 공유가 된다. 그리하여 우주는 거대한 네트워크로 이루어져 있다.

예를 들어 별을 생성하는 나선은하에서 방출되는 전자기파는 우주진공(암흑에너지)에서 생겨난 암흑물질을 기본입자들로 변환시켜 수소를 생성할 수 있지만, 별을 생성하지 못하는 타원은하에서 방출되는 전자기파는 그와 같은 역할을 해내지 못한다.

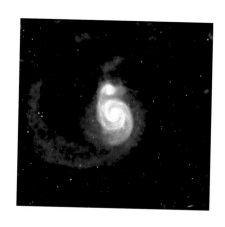

이 사진은 미국 국립전파천문관측소가 관측한 소용돌이은하의 중성수소 분포이다. 암흑물질에서 수소가 처음 생겨날 때는 전기적으로 중성 상태이다. 때문에 별들이 생성되는 은하들의 주변에는 반드시 중성수소 구름이 둘러싸고 있다. 하지만 별들이 생성되지 않는 타원은하에는 중성수소가 없다.

이 사진(나사 제공)은 아직 은하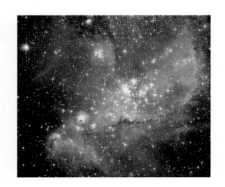
의 형태를 완전히 갖추지 못한 불
규칙은하의 모습인데, 이런 은하
들에서는 더 많은 수소를 폭발적
으로 생성하며 많은 별들을 탄생
시킬 수 있다.

▷ 사진(허블망원경)은 타원은하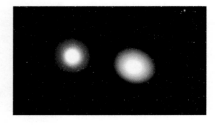
의 모습인데 중성수소가 없다. 이
들 은하들은 똑같이 우주진공(암
흑에너지)에 전자기파를 방출하며
에너지를 제공하고 있지만, 대부
분의 타원은하들은 암흑물질을 더 이상 생성하지 못하는 것이다.

그런즉 별을 생성하는 은하에서 방출되는 전자기파는 우주진공(암흑에
너지)에서 생겨난 암흑물질을 기본입자들로 변환시켜 수소를 생성할 수
있지만, 별을 생성하지 못하는 은하에서 방출되는 전자기파는 그와 같
은 역할을 해내지 못한다. 또한 은하의 궤도 밖에서 독립적으로 탄생한
거대질량의 항성은 주변의 암흑물질에 전자기파를 방출하면서, 그 에너
지로 수소를 생성하며 질량을 확장하여 초신성으로 진화할 수 있지만,
태양처럼 은하의 궤도 안에 갇힌 별들은 그렇게 할 수 없다.

다음 이미지는 은하의 궤도 밖에서 독자적으로 탄생한 항성이 전자기
파를 방출하며 주변의 암흑에너지를 이루고 있는 원-입자를 결합시켜 암

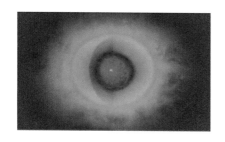

흑물질로 변환시키고, 그 암흑물질로 수소를 생성하며 확장되는 모습을 상징적으로 보여주고 있다. (이런 별은 초신성으로 진화한다.)

만약에 은하의 궤도 안에 속해 있는 태양과 같은 별도 수소를 생성하며 성장할 수 있다면, 이미 블랙홀로 진화하여 지구를 비롯한 태양계 행성들을 모두 삼켜버렸을 것이다. 하지만 태양에는 그 정보가 없다.

암흑물질로 수소를 자체 생성하여 살찌울 수 있는 우주정보가 없는 것이다.

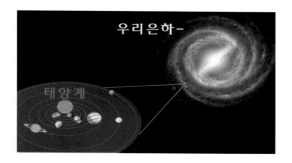

위 사진은 태양계가 속해 있는 우리은하의 모습인데, 나선팔의 끝자락은 수소를 생성하며 계속 확장되고 있다. 그리고 태양계의 궤도처럼 은하 전체적인 궤도가 있는데, 그 안에서는 수소가 생성되지 않는다.

다음 사진(캘리포니아공과대학 제공)에서 녹색과 빨간색이 함께 있는 부분은 아직 궤도가 형성되지 않은 은하인데, 이 은하에서는 연간 4천 개 정도의 신생별이 탄생하고 있다. 이는 연간 10개 정도의 별이 태어나는 우리은하의 400배에 달하는 엄청난 속도이다. 하지만 이 은하도 궤도가 형성되는 순간부터 별의 탄생 속도가 급격히 줄어들게 된다.

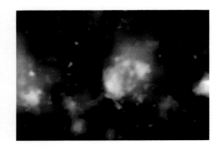

우주의 토양인 암흑물질은 별을 생성하는 은하의 궤도 밖에서만 생성될 수 있고, 또 거기서 수소가 생성되기 때문이다.

우주무한공간을 이루고 있는 원-입자들은 천체들에서 방출하는 정보에 따라 궤도를 이루는 입자로 변환되기도 하고, 암흑물질로 변환되기도 하며 우주질서를 확립한다. 우주에 그 같은 정보 네트워크가 없다면 지금과 같은 우주질서는 확립될 수 없다.

원-입자 진실을 밝히기 위한 질문사항

139. 인간이 생각하는 정보가 행동으로 나타나듯이, 우주정보도 어떤 현상으로 나타나며 공유가 된다. 그리하여 우주는 거대한 네트워크로 이루어져 있다.

예를 들어 별을 생성하는 나선은하에서 방출되는 전자기파는 우주진공(암흑에너지)에서 생겨난 암흑물질을 기본입자들로 변환시켜 수소를 생성할 수 있지만, 별을 생성하지 못하는 타원은하에서 방출되는 전자기파는 그와 같은 역할을 해내지 못한다.

현대 우주과학기술로 밝혀진 이 진실을 물리적 증거로 반론할 수 있는가?

140. 암흑물질에서 수소가 처음 생겨날 때는 전기적으로 중성 상태이다. 때문에 별들이 생성되는 은하들의 주변에는 반드시 중성수소 구름이 둘러싸고 있다. 하지만 별들이 생성되지 않는 타원은하에는 중성수소가 없다.

현대 우주과학기술로 밝혀진 이 진실을 물리적 증거로 반론할 수 있는가?

141. 은하들은 똑같이 우주진공(암흑에너지)에 전자기파를 방출하며 에너지를 제공하고 있지만, 대부분의 타원은하들은 암흑물질을 더 이상 생성하지 못한다. 그런즉 별을 생성하는 은하에서 방출되는 전자기파는 우주진공(암흑에너지)에서 생겨난 암흑물질을 기본입자들로 변환시켜 수소를 생성할 수 있지만, 별을 생성하지 못하는 은하에서 방출되는 전자기파는 그와 같은 역할을 해내지 못한다.

현대 우주과학기술로 밝혀진 이 진실을 물리적 증거로 반론할 수 있는가?

142. 은하의 궤도 밖에서 독립적으로 탄생한 거대질량의 항성은 주변의 암흑물질에 전자기파를 방출하면서, 그 에너지로 수소를 생성하며 질량을 확장하여 초신성으로 진화할 수 있지만, 태양처럼 은하의 궤도 안에 갇힌 별들은 그렇게 할 수 없다. 만약에 은하의 궤도 안에 속해 있는 태양과 같은 별도 수소를 생성하며 성장할 수 있다면, 이미 블랙홀로 진화하여 지구를 비롯한 태양계 행성들을 모두 삼켜버렸을 것이다. 하지만 태양에는 그 정보가 없다.

암흑물질로 수소를 자체 생성하여 살찌울 수 있는 우주정보가 없는 것이다.

현대 우주과학기술로 밝혀진 이 진실을 물리적 증거로 반론할 수 있는 가?

143. 연간 4천 개 정도의 신생별이 탄생하는 불규칙은하가 있다.

이는 연간 10개 정도의 별이 태어나는 우리은하의 400배에 달하는 엄청난 속도이다. 하지만 이 은하도 궤도가 형성되는 순간부터 별의 탄생 속도가 급격히 줄어들게 된다.

우주의 토양인 암흑물질은 별을 생성하는 은하의 궤도 밖에서만 생성될 수 있고, 또 거기서 수소가 생성되기 때문이다.

우주무한공간을 이루고 있는 원-입자들은 천체들에서 방출하는 정보에 따라 궤도를 이루는 입자로 변환되기도 하고, 암흑물질로 변환되기도 하며 우주질서를 확립한다. 우주에 그 같은 정보 네트워크가 없다면 지금과 같은 우주질서는 확립될 수 없다.

현대 우주과학기술로 밝혀진 이 진실을 물리적 증거로 반론할 수 있는 가?

중력과 원-입자

중력의 기원

분명 우주에는 별과 은하가 존재하지 않았던 시기가 있었다. 그땐 오늘의 별과 은하들이 가진 중력도 존재하지 않았다. 원-입자들로 이루어진 진공에너지만 존재했던 것이다. 그 진공에너지를 이루고 있는 원-입자들이 결합하며 암흑물질로 변환되었다. 아무것도 없던 공간에 생겨난 암흑물질의 규모는 실로 엄청났을 것이다. 빛의 속도로 수백 년 이상 가야 이를 정도로 말이다.

아무것도 없던 무한공간에 암흑물질로 이루어진 거대한 섬이 생겨난 것이다.

그 암흑물질의 질량과 함께 중력이 생겨났다. 질량을 가진 모든 물질은 반드시 중력을 동반하기 때문이다. 즉, 암흑물질과 함께 중력이 탄생한 것이다. 중력은 생겨나자마자 암흑물질의 중심으로 집중되었다. 중력이란 천체의 가운데로 몰리는 에너지이기 때문이다.

이어 그 중심부를 차지한 입자들의 밀도가 올라가며, 그 입자들의 결합으로 우주물질을 구성하는 기본입자(광자, 중성미자, 전자, 쿼크 등)들이 생겨났다.

이 이미지는 중력이 집중되는 암흑물질의 중심부에서 기본입자들이 생겨나는 것을 상징적으로 보여주고 있다. 이 기본입자들이 결합하여 수소원자가 생성되었는데, 수소원자는 독립적인 중력장과 자기장을 형성했다.

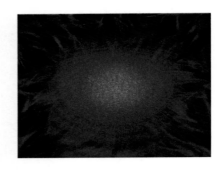

수소원자와 지구의 모습은 매우 닮아 있다.

수소원자가 자전축으로 회전하듯이 지구도 자전축으로 회전한다.

수소원자가 자기장과 중력장을 갖고 있듯이 지구도 자기장과 중력장을 갖고 있다. 수소원자의 궤도에서 한 개의 전자가 돌고 있듯이, 지구에도 한 개의 위성이 돌고 있다.

이 이미지는 수소원자와 지구의 모습을 상징적으로 비교하여 보여주고 있다.

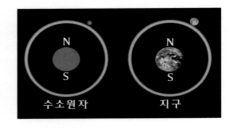

그런즉, 우주는 원자의 시스템에서 복제된 것이다.

아울러 중력은 질량의 탄생과 함께 생겨났다.

그래서 중력은 질량에 비례한다.

별의 성장과 중력자의 생성

질량이 큰 별일수록 중력이 크다. 이 중력은 처음부터 컸던 것이 아니고, 항성의 성장과 함께 커진 것이다. 성운에서 생성되는 항성의 질량이 커지며 방출하는 에너지에 의해, 주변의 원-입자들이 결합하며 중력입자로 변환된 것이다.

갓 태어난 별의 중력은 매우 미미하다. 그래서 신생아별의 모습은 우주폭풍에 휩쓸려, 올챙이 모습과 같이 기형적인 모습을 보이기도 한다. 하지만 항성의 성장과 함께 중력이 커지면서, 우주폭풍에 휩쓸려 변형되었던 모습은 수습이 된다. 항성에 중력입자의 밀도가 높아지면서, 그 모습이 수습되는 것이다.

즉, 항성 주위의 중력자 밀도가 영성할 땐 우주폭풍을 감당할 수 없었지만, 중력장이 확장되고 항성 주위의 중력자 밀도가 높아지면서 기형적으로 변형되었던 모습을 회복할 수 있게 된 것이다.

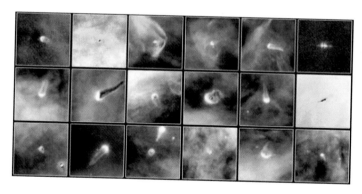

위 사진(나사 제공)은 오리온성운에서 생성되는 아기별의 모습인데, 우주바람에 휩쓸려 기형적인 모습을 하고 있다. 이 별들의 질량이 커짐에

따라 중력도 커진다. 따라서 별의 기형적인 모습도 수습된다.

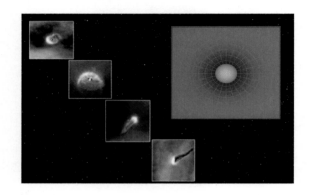

위 이미지는 생성 과정에 있는 아기별들과, 중력장을 완성한 별의 모습을 상징적으로 비교하여 보여주고 있다. 이처럼 아기별의 질량이 확장되면서 중력도 확장되며, 그 확장된 중력입자의 밀도에 압축되면서 별은 모습은 둥글게 형성된다. 중력은 천체의 중심으로 몰리며 집중하는 에너지이기 때문에, 그 중심으로 둥글게 형성되는 것이다.

은하의 궤도 밖에서 독자적으로 생성된 항성이 초신성으로 성장할 정도로 질량이 커지면, 그 질량에 따라 중력도 커진다. 그리고 초신성이 폭발하면, 그 잔해들에서 독립적인 중력이 형성된다. 초신성의 폭발로 흩어진 잔해의 성운에서 2대 초신성이 형성되면, 또 그 천체의 성장과 함께 중력도 커지게 된다.

역시 천체의 주변에 있는 원-입자들이, 그 천체에서 방출하는 에너지와 상호작용하며 중력입자로 변환되는 것이다.

은하도 초기 단계에서는 중력이 약하기 때문에 불규칙한 모습을 갖고 있다.

하지만 그 불규칙은하는 암흑물질과 수소를 폭발적으로 생성하며 질

량과 더불어 중력장을 빠르게 확장한다. 그리고 그 은하는 궤도를 형성
하면서 성장하게 된다.

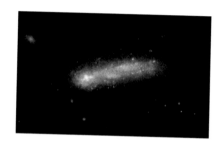

이 사진(나사 제공)은 올챙이 모
습을 한 신생은하의 모습인데, 이
은하도 질량과 중력장이 확장되
면 우리은하와 비슷한 모습을 갖
추게 된다.

다음 이미지는 신생불규칙은하와 중력장을 완성한 우리은하의 모습
을 상징적으로 비교하여 보여주고 있다. 이 중력장이 없다면 은하의 별
과 행성들은 뿔뿔이 흩어지게 된다.

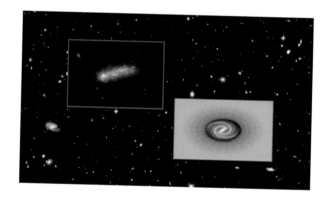

아울러 중력장은 별과 행성들을 붙잡아두며 은하를 형성하는 역할을
한다.

모든 천체에서는 에너지를 방출한다. 그리고 그 에너지는 우주무한공

간을 이루고 있는 원-입자들과 상호작용하며, 밀도와 질량의 크기에 비례하여 원-입자들을 결합시켜 중력입자로 변환시킨다.

중력의 세기와 질량

분명 중력입자는 질량을 가지고 있다.

그런즉, 지구가 달보다 6배 많은 중력을 갖고 있다는 것은 곧, 6배 많은 중력입자들의 질량을 갖고 있다는 것과 같다. 아울러 달에서 6미터 높이를 뛸 수 있는 선수가 지구에서는 1미터밖에 뛰지 못하는 것은, 달에서보다 6배 무거운 짐을 지고 뛰는 것과 같기 때문이다. 또한 지구에서 1킬로그램인 물건이 태양에 가면 28킬로그램이 되는 것은 곧, 태양의 표면중력이 더해졌기 때문이다.

그럼 사람이 지구의 중력보다 3억 배나 큰 중성자별에 가면 어떻게 될까?

아마 도착하자마자 그 중력입자들의 무게에 짓눌려 종잇장처럼 납작해지며 사라질 것이다.

이 이미지는 중성자별의 중력 무게에 의해 무쇠탱크가 붕괴되는 모습을 상징적으로 보여주고 있다. 실제로 중성자별에서는 아무리 단단한 무쇠탱크라 해도 순식간에 사라지고 만다. 그 엄청난

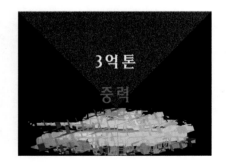

질량의 중력에 눌리며 철-원자들이 극단적으로 압축되며 형체가 사라지고 마는 것이다.

그런즉, 중성자별이 지구보다 3억 배의 중력을 갖고 있다는 것은 곧, 3억 배 많은 중력입자들을 갖고 있다는 것이다. 아울러 중력의 세기는 곧 질량이라 할 수 있다. 그런즉, 천체에서 방출되는 에너지에 의해 원-입자들이 중력입자로 변환되는 것은 상대성 원리에 의한 것이며, 그것이 중력의 세기-질량으로 나타나는 것은 에너지-질량 보존의 법칙과 철저히 부합된다. 아울러 중력자 개체 질량은 관측이 어렵지만, 천체의 중력은 질량 관측이 가능하다.

별이나 행성의 중력장에서 중심핵으로 들어갈수록 중력자들의 밀도가 높아진다. 그런즉, 중력자의 밀도에 따라 질량은 다르게 나타난다. 예를 들어 지구에서 수소는 가장 가볍지만, 태양 중심부에 있는 수소 1㎤당 밀도는 금보다 더 무겁다. 중심핵에는 중력입자들이 가장 많이 몰리며 그 수소원자들을 극단적으로 압축했기 때문이다.

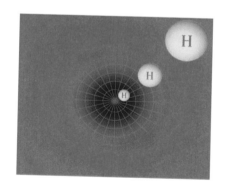

이 이미지는 태양의 중심핵으로 들어갈수록 중력입자의 밀도가 높아짐에 따라, 수소원자가 압축되면서 크기가 작아지는 모습을 상징적으로 보여주고 있다.

이처럼 중력입자의 밀도가 높을수록 중력의 세기가 커지고, 중력입자의 밀도가 낮을수록 중력의 세기도 작아진다.

아울러 중력입자의 밀도가 낮을수록 수소원자의 부피가 커진다.

태양의 중심핵에서 멀어질수록 수소원자가 부피가 커지는 것이다.

이를 다른 말로 표현하면 중력의 질량에 의한 무게-압박을 많이 받을수록 수소원자의 크기가 작아지고, 그 무게-압박을 작게 받을수록 수소원자의 부피가 커진다고 할 수 있다. 1㎤당 수소원자가 100개 있는 것과, 1㎤당 수소원자가 1천억 개가 있는, 1㎤의 질량은 다르다. 중력입자의 밀도에 의해, 그와 같은 질량의 차이가 생기는 것이다.

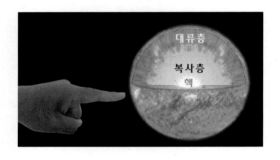

이 태양의 표면에서 수소원자의 밀도는 1㎤당 0.0000002g/cm³ 밖에 되지 않는다. 그리고 태양 중심핵 주변의 복사층 하부 밀도는 1㎤당 10g/㎤이다. 이는 1㎤당 수소원자가 6자 200해 개가 있다는 것이다. 태양 중심핵의 밀도는 1㎤당 약 150g/cm³(금이나 납 밀도의 약 10배)로서, 복사층의 밀도보다 훨씬 더 높다.

▷ 이미지에서 보여주는 것처럼 중력입자들은 별이나 행성의 중심핵으로 몰리며 밀도를 높이는 동시에, 원자들을 강력하게 압박하

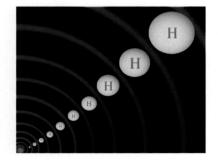

여 질량의 차이를 만든다.

그런즉, 중력입자의 밀도는 곧 중력의 세기로 나타난다.

지구에서도 중력입자의 밀도에 따라 다양한 현상들이 나타난다.

특히 골프장은 중력입자의 밀도가 낮아지는 고산지대일수록 장타자가 잘 나온다. 중국 윈난성에는 해발 2,900~3,100m 고지대에 위치한 리장 옥룡설산-국제골프클럽이 있다. 평지대에서 200야드 이상을 날리는 골퍼라면, 그곳에서는 260~70야드의 장타를 어렵지 않게 날릴 수 있다.

케냐의 윈저골프장은 1,800m의 고원 지대에 위치하고 있는데, 그곳에서의 골퍼 평균 티샷 비거리는 평지보다 12% 이상 더 나간다고 한다. 드라이브샷 비거리가 200야드 정도라면 그곳에선 225야드를 시원히 날릴 수 있다는 것이다.

야구장도 마찬가지이다. 미국 프로야구 메이저리그에는 '투수들의 무덤'이라는 별명을 가진 쿠어스필드 구장이 있다. 그 쿠어스필드의 위치는 해발 1,600m로서 한국의 설악산 정상에서 야구를 하는 것과 같다. 그런즉, 그곳에서는 유독 홈런이 많이 나온다. 중력자와 공기밀도까지 낮은 관계로, 일반 구장보다 야구공이 11~15% 정도 더 멀리 날아가는 것이다.

지구의 반지름이 가장 큰 적도에서는 중력의 세기가 약하게 나타나는 반면에, 그 반지름이 작은 극지방에서는 중력의 세기가 상대적으로 크게 나타난다. 이는 지구 중심핵에 가까울수록 중력입자들의 밀도가 높아지고, 그 중심핵에서 멀어질수록 중력자들의 밀도가 낮아지기 때문에 나타나는 현상이다.

이 사진(헤럴드경제-제공)은 세계에서 가장 높은 히말라야산맥으로 해발 7,300m 이상의 고봉이 30여 개나 분포한다. 이처럼 높은 고지대일수록 중력자의 밀도가 낮아진다.

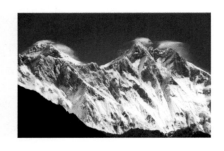

아울러 공기 분자의 밀도도 낮아진다. 이는 중력자가 몰리는 중심핵으로 들어갈수록 원소들의 밀도가 높아지고, 그 중심핵으로부터 멀어질수록 원소들의 밀도가 낮아지는 현상에서 비롯된다.

중력자의 질량

어두운 방에서 촛불 주위에는 많은 광자들이 모여 매우 밝은 반면에, 그 촛불과 멀어질수록 광자들의 밀도가 낮아지며 어두워지는 것을 볼 수 있다.

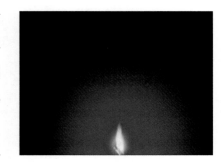

▷ 이 이미지에서 보는 바와 같이 촛불 주위에는 광자들의 밀도가 매우 높은 반면에, 촛불과 멀어질수록 광자들의 밀도가 낮아지며 어두워진다.

아울러 광자들의 밀도가 높다

고 해서 광자의 질량이 커지지 않는다.

그냥 밀도가 높을 뿐이다.

우주 무한공간을 이루고 있는 원-입자는 분명 모든 질량의 근원이지만, 현대과학 수준으로 그 질량 관측이 불가능하다. 하지만 아무리 작은 질량을 가졌다 해도, 그 입자들이 극단적으로 압축되면 엄청난 질량을 나타내게 된다. 티끌 모아 태산이 된다는 말이 있듯이 말이다. 블랙홀은 분명 아무 물질도 존재하지 않는 진공상태인데, 그 밀도-질량은 엄청나다. 블랙홀은 그냥 진공이 아니라, 그 진공을 이루는 원-입자들이 극단적으로 압축되어 있기 때문이다.

중력자는 원-입자보다 큰 질량을 갖고 있지만, 역시 현대과학 수준으로 그 중력자의 개체질량을 관측하기에는 불가능하다.

하지만 중력자도 블랙홀과 마찬가지로 밀도에 따라 질량을 나타낸다. 아울러 그 질량은 중력의 세기로 나타난다.

달에서 6미터 높이를 뛰는 선수가 지구에서는 1미터밖에 뛸 수 없는데, 중성자별에 가면 엄청난 중력에 눌리어 형체도 없이 사라지고 만다. 이처럼 눌린다고 하는 것은 곧 어떤 무게에 눌린다는 것을 의미한다.

하지만 현대과학 수준으로 중력자의 개체질량은 관측이 불가능하다. 인류는 늘 중력에 눌리어 살면서도 그 중력자의 개체질량을 알지 못하는 것이다.

그러나 그 질량이 어느 정도인지는 보편적 상식으로 가늠할 수 있다.

별들에서 입자들은 질량에 따라 배열되어 있기 때문에, 중력자가 그 배열에서 몇 번째 순서로 가벼운가 하는 것쯤은 분명히 알 수 있는 것이다.

태양은 대부분의 수소와 헬륨으로 이루어져 있는데, 태양의 핵은 수

소보다 질량이 무거운 헬륨이 차지하고 있다. 태양은 대부분의 수소로
이루어져 있지만, 그 핵은 헬륨이 차지하고 있는 것이다.

　이 이미지는 태양보다 큰 거
성에서 입자들이 질량에 따라
배열된 순서를 보여주고 있다.
모든 별은 자기장이 감싸고 있
는데, 그 자기장은 입자들로 이
루어져 있다. 전기장이 하전입

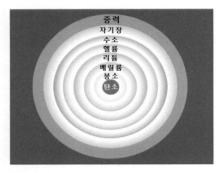

자로 이루어졌듯이, 자기장도 입자인 것이다. 그런즉, 별의 자기장 밖에
까지 중력장이 둘러싸고 있다는 것은, 중력자가 자기장입자보다 더 가볍
다는 증거이다.

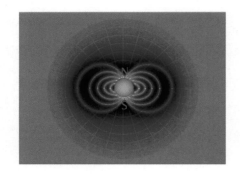

　　　　　　　　　◁ 이 이미지는 별의 자기장
　　　　　　　　　을 감싸고 있는 중력장을 상징
　　　　　　　　　적으로 보여주고 있다

원-입자 진실을 밝히기 위한 질문사항

144. 분명 우주에는 별과 은하가 존재하지 않았던 시기가 있었다. 그 땐 오늘의 별과 은하들이 가진 중력도 존재하지 않았다. 원-입자들로 이루어진 진공에너지만 존재했던 것이다.

그 진공에너지를 이루고 있는 원-입자들이 결합하며 암흑물질로 변환되었다.

그 암흑물질의 질량과 함께 중력이 생겨났다. 질량을 가진 모든 물질은 반드시 중력을 동반하기 때문이다. 즉, 암흑물질과 함께 중력이 탄생한 것이다.

아울러 중력은 질량의 탄생과 함께 생겨났다.

현대 우주과학기술로 밝혀진 이 진실을 물리적 증거로 반론할 수 있는가?

145. 중력은 생겨나자마자 암흑물질의 중심으로 집중되었다. 중력이란 천체의 가운데로 몰리는 에너지이기 때문이다. 이어 그 중심부를 차지한 입자들의 밀도가 올라가며, 그 입자들의 결합으로 우주물질을 구성하는 기본입자(광자, 중성미자, 전자, 쿼크 등)들이 생겨났다.

현대 우주과학기술로 밝혀진 이 진실을 물리적 증거로 반론할 수 있는가?

146. 기본입자들이 결합하여 수소원자가 생성되었는데, 수소원자는 독립적인 중력장과 자기장을 형성했다. 수소원자와 지구의 모습은 매우

닮아 있다. 수소원자가가 자전축으로 회전하듯이 지구도 자전축으로 회전한다. 수소원자가 자기장과 중력장을 갖고 있듯이 지구도 자기장과 중력장을 갖고 있다. 수소원자의 궤도에서 한 개의 전자가 돌고 있듯이, 지구에도 한 개의 위성이 돌고 있다. 그런즉, 우주는 원자의 시스템에서 복제된 것이다.

현대 우주과학기술로 밝혀진 이 진실을 물리적 증거로 반론할 수 있는가?

147. 질량이 큰 별일수록 중력이 크다.

이 중력은 처음부터 컸던 것이 아니고, 항성의 성장과 함께 커진 것이다. 성운에서 생성되는 항성의 질량이 커지며 방출하는 에너지에 의해, 주변의 원-입자들이 결합하며 중력입자로 변환된 것이다.

갓 태어난 별의 중력은 매우 미미하다. 그래서 신생아별의 모습은 우주폭풍에 휩쓸려, 올챙이 모습과 같이 기형적인 모습을 보이기도 한다. 하지만 항성의 성장과 함께 중력이 커지면서, 우주폭풍에 휩쓸려 변형되었던 모습은 수습이 된다. 항성에 중력입자의 밀도가 높아지면서, 그 모습이 수습되는 것이다.

즉, 항성 주위의 중력자 밀도가 엉성할 땐 우주폭풍을 감당할 수 없었지만, 중력장이 확장되고 항성 주위의 중력자 밀도가 높아지면서 기형적으로 변형되었던 모습을 회복할 수 있게 된 것이다.

현대 우주과학기술로 밝혀진 이 진실을 물리적 증거로 반론할 수 있는가?

148. 아기별의 질량이 확장되면서 중력도 확장되며, 그 확장된 중력입자의 밀도에 압축되면서 별은 모습은 둥글게 형성된다. 중력은 천체의 중심으로 몰리며 집중하는 에너지이기 때문에, 그 중심으로 둥글게 형성되는 것이다.

현대 우주과학기술로 밝혀진 이 진실을 물리적 증거로 반론할 수 있는가?

149. 은하의 궤도 밖에서 독자적으로 생성된 항성이 초신성으로 성장할 정도로 질량이 커지면, 그 질량에 따라 중력도 커진다. 그리고 초신성이 폭발하면, 그 잔해들에서 독립적인 중력이 형성된다. 초신성의 폭발로 흩어진 잔해의 성운에서 2대 초신성이 형성되면, 또 그 천체의 성장과 함께 중력도 커지게 된다. 역시 천체의 주변에 있는 원-입자들이, 그 천체에서 방출하는 에너지와 상호작용하며 중력입자로 변환되는 것이다.

현대 우주과학기술로 밝혀진 이 진실을 물리적 증거로 반론할 수 있는가?

150. 은하도 초기 단계에서는 중력이 약하기 때문에 불규칙한 모습을 갖고 있다. 하지만 그 불규칙은하는 암흑물질과 수소를 폭발적으로 생성하며 질량과 더불어 중력장을 빠르게 확장한다. 그리고 그 은하는 궤도를 형성하면서 성장하게 된다.

현대 우주과학기술로 밝혀진 이 진실을 물리적 증거로 반론할 수 있는가?

151. 중력장이 없다면 은하의 별과 행성들은 뿔뿔이 흩어지게 된다.

아울러 중력장은 별과 행성들을 붙잡아두며 은하를 형성하는 역할을 한다.

모든 천체에서는 에너지를 방출한다. 그리고 그 에너지는 우주무한공간을 이루고 있는 원-입자들과 상호작용하며, 밀도와 질량의 크기에 비례하여 원-입자들을 결합시켜 중력입자로 변환시킨다.

현대 우주과학기술로 밝혀진 이 진실을 물리적 증거로 반론할 수 있는가?

152. 분명 중력입자는 질량을 가지고 있다. 그런즉, 지구가 달보다 6배 많은 중력을 갖고 있다는 것은 곧, 6배 많은 중력입자들의 질량을 갖고 있다는 것과 같다. 아울러 달에서 6미터 높이를 뛸 수 있는 선수가 지구에서는 1미터밖에 뛰지 못하는 것은, 달에서보다 6배 무거운 짐을 지고 뛰는 것과 같기 때문이다. 또한 지구에서 1킬로그램인 물건이 태양에 가면 28킬로그램이 되는 것은 곧, 태양의 표면중력이 더해졌기 때문이다.

현대 우주과학기술로 밝혀진 이 진실을 물리적 증거로 반론할 수 있는가?

153. 중성자별이 지구보다 3억 배의 중력을 갖고 있다는 것은 곧, 3억 배 많은 중력입자들을 갖고 있다는 것이다. 아울러 중력의 세기는 곧 질량이라 할 수 있다. 그런즉, 천체에서 방출되는 에너지에 의해 원-입자들이 중력입자로 변환되는 것은 상대성 원리에 의한 것이며, 그것이 중력의 세기-질량으로 나타나는 것은 에너지-질량 보존의 법칙과 철저히 부

합된다. 아울러 중력자 개체질량은 관측이 어렵지만, 천체의 중력은 질량 관측이 가능하다.

현대 우주과학기술로 밝혀진 이 진실을 물리적 증거로 반론할 수 있는가?

154. 별이나 행성의 중력장에서 중심핵으로 들어갈수록 중력자들의 밀도가 높아진다. 그런즉, 중력자의 밀도에 따라 질량은 다르게 나타난다. 예를 들어 지구에서 수소는 가장 가볍지만, 태양 중심부에 있는 수소 1㎤당 밀도는 금보다 더 무겁다. 중심핵에는 중력입자들이 가장 많이 몰리며 그 수소원자들을 극단적으로 압축했기 때문이다.

이처럼 중력입자의 밀도가 높을수록 중력의 세기가 커지고, 중력입자의 밀도가 낮을수록 중력의 세기도 작아진다.

아울러 중력입자의 밀도가 낮을수록 수소원자의 부피가 커진다.

태양의 중심핵에서 멀어질수록 수소원자가 부피가 커지는 것이다.

현대 우주과학기술로 밝혀진 이 진실을 물리적 증거로 반론할 수 있는가?

155. 1㎤당 수소원자가 100개 있는 것과, 1㎤당 수소원자가 1천억 개가 있는, 1㎤의 질량은 다르다. 중력입자의 밀도에 의해, 그와 같은 질량의 차이가 생기는 것이다.

태양의 표면에서 수소원자의 밀도는 1㎤당 0.0000002g/cm³ 밖에 되지 않는다. 그리고 태양 중심핵 주변의 복사층 하부 밀도는 1㎤당 10g/㎤이다.

이는 1㎤당 수소원자가 6자 200해 개가 있다는 것이다.

태양 중심핵의 밀도는 1㎤당 약 150g/cm³(금이나 납 밀도의 약 10배)로서, 복사층의 밀도보다 훨씬 더 높다.

중력입자들은 별이나 행성의 중심핵으로 몰리며 밀도를 높이는 동시에, 원자들을 강력하게 압박하여 질량의 차이를 만든다. 그런즉, 중력입자의 밀도는 곧 중력의 세기로 나타난다.

현대 우주과학기술로 밝혀진 이 진실을 물리적 증거로 반론할 수 있는가?

156. 지구에서도 중력입자의 밀도에 따라 다양한 현상들이 나타난다. 특히 골프장은 중력입자의 밀도가 낮아지는 고산지대일수록 장타자가 잘 나온다.

중국 윈난성에는 해발 2,900~3,100m 고지대에 위치한 리장옥룡설산-국제골프클럽이 있다. 평지대에서 200야드 이상을 날리는 골퍼라면, 그곳에서는 260~70야드의 장타를 어렵지 않게 날릴 수 있다.

케냐의 윈저골프장은 1,800m의 고원 지대에 위치하고 있는데, 그곳에서의 골퍼 평균 티샷 비거리는 평지보다 12% 이상 더 나간다고 한다. 드라이브샷 비거리가 200야드 정도라면 그곳에선 225야드를 시원히 날릴 수 있다는 것이다.

야구장도 마찬가지이다. 미국 프로야구 메이저리그에는 '투수들의 무덤'이라는 별명을 가진 쿠어스필드 구장이 있다. 그 쿠어스필드의 위치는 해발 1,600m로서 한국의 설악산 정상에서 야구를 하는 것과 같다. 그런즉, 그곳에서는 유독 홈런이 많이 나온다. 중력자와 공기밀도까지 낮은 관계로, 일반 구장보다 야구공이 11~15% 정도 더 멀리 날아가는 것이다.

지구의 반지름이 가장 큰 적도에서는 중력의 세기가 약하게 나타나는 반면에, 그 반지름이 작은 극지방에서는 중력의 세기가 상대적으로 크게 나타난다. 이는 지구 중심핵에 가까울수록 중력입자들의 밀도가 높아지고, 그 중심핵에서 멀어질수록 중력자들의 밀도가 낮아지기 때문에 나타나는 현상이다.

현대 우주과학기술로 밝혀진 이 진실을 물리적 증거로 반론할 수 있는가?

157. 높은 고지대일수록 중력자의 밀도가 낮아진다. 아울러 공기 분자의 밀도도 낮아진다. 이는 중력자가 몰리는 중심핵으로 들어갈수록 원소들의 밀도가 높아지고, 그 중심핵으로부터 멀어질수록 원소들의 밀도가 낮아지는 현상에서 비롯된다.

현대 우주과학기술로 밝혀진 이 진실을 물리적 증거로 반론할 수 있는가?

158. 어두운 방에서 촛불 주위에는 많은 광자들이 모여 매우 밝은 반면에, 그 촛불과 멀어질수록 광자들의 밀도가 낮아지며 어두워지는 것을 볼 수 있다. 아울러 광자들의 밀도가 높다고 해서 광자의 질량이 커지지 않는다.

그냥 밀도가 높을 뿐이다.

현대 우주과학기술로 밝혀진 이 진실을 물리적 증거로 반론할 수 있는가?

159. 아무리 작은 질량을 가졌다 해도, 그 입자들이 극단적으로 압축되면 엄청난 질량을 나타내게 된다. 티끌 모아 태산이 된다는 말이 있듯이 말이다. 블랙홀은 분명 아무 물질도 존재하지 않는 진공상태인데, 그 밀도-질량은 엄청나다. 블랙홀은 그냥 진공이 아니라, 그 진공을 이루는 원-입자들이 극단적으로 압축되어 있기 때문이다.

현대 우주과학기술로 밝혀진 이 진실을 물리적 증거로 반론할 수 있는가?

160. 중력자는 원-입자보다 큰 질량을 갖고 있지만, 역시 현대과학 수준으로 그 중력자의 개체질량을 관측하기에는 불가능하다. 하지만 중력자도 블랙홀과 마찬가지로 밀도에 따라 질량을 나타낸다. 아울러 그 질량은 중력의 세기로 나타난다.

현대 우주과학기술로 밝혀진 이 진실을 물리적 증거로 반론할 수 있는가?

161. 별들에서 입자들은 질량에 따라 배열되어 있기 때문에, 중력자가 그 배열에서 몇 번째 순서로 가벼운가 하는 것쯤은 분명히 알 수 있다.

모든 별은 자기장이 감싸고 있는데, 그 자기장은 입자들로 이루어져 있다. 전기장이 하전입자로 이루어졌듯이, 자기장도 입자이다. 그런즉, 별의 자기장 밖에까지 중력장이 둘러싸고 있다는 것은, 중력자가 자기장 입자보다 더 가볍다는 증거이다.

현대 우주과학기술로 밝혀진 이 진실을 물리적 증거로 반론할 수 있는가?

원-입자와 항성진화 메커니즘

　　우라늄 원자에 중성자를 발사하여 충돌시키면, 원자핵을 겹겹이 둘러싼 껍데기가 붕괴된다. 그 중성자를 흡수한 우라늄 원자핵의 질량이 갑자기 커지며, 원자의 궤도를 이루는 껍데기들과의 에너지균형이 깨지며 나타나는 현상이다. 원자는 핵의 질량에 따라 궤도-껍데기를 형성하는데, 그 핵의 질량이 갑자기 커지면 에너지 균형이 깨지며, 상대적으로 에너지가 약해진 원자껍데기가 붕괴되는 것이다. 그로 인해 질량결손과 함께 2억 전자볼트나 되는 에너지가 방출된다. 그 경우 우라늄 원자핵은 둘로 갈라지며 분열한다.

　　그럼 두 개로 분열된 원자들의 궤도-껍데기는 어떻게 형성될까?

　　우라늄 원자껍데기가 붕괴된 파편은 에너지로 방출되었는데, 두 개로 분열된 원자들의 궤도-껍데기는 어떻게 생기는가 하는 것이다.

　　그 답은 역시 원-입자에 있다. 분열된 원자핵에서 방출되는 에너지에 의해 주변의 원-입자들이 결합하며, 그 원자핵의 질량에 따라 궤도-껍데기를 재구성하는 것이다. 이때 우라늄 원자에서 분열된 전자들도 각 원자의 질량에 따라 재분배된다. 핵융합 과정에서는 두 개의 원자가 합하여 하나가 되므로, 두 개의 원자껍데기가 붕괴되는 동시에 한 개의 원자껍데기가 생겨난다. 따라서 핵분열보다 많은 에너지를 방출하게 된다. 그 원리를 이용한 것이 수소폭탄이다.

▷ 그림에서 보여주는 바와 같이 수소폭탄은 가운데에 중수소와 삼중수소원료를 넣고, 그 둘레를 우라늄으로 감싼다.

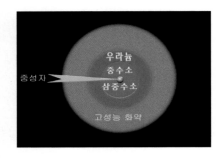

그리고 바깥에 둘러싼 고성능 폭약을 폭발시켜 우라늄 핵폭탄을 터뜨리고, 그 엄청난 폭발력을 가운데 집중시켜 중수소와 삼중수소의 원자껍데기를 붕괴시켜 핵융합을 하도록 유도한다. 그런즉, 수소원자 껍데기를 붕괴시키는데, 고성능 폭탄과 우라늄 원자폭탄이 터지는 폭발력이 필요하다. 우주에서 별이 생성되는 초기 단계의 중력은 그 정도의 세기로 원자 껍데기를 붕괴시킨다.

▷ 이미지는 원자 보호막-껍데기가 붕괴되면서 핵에 밀려들어가는 전자의 모습을 보여준다. 이 과정에 양성자는 전자를 포획하여 중성자로 변환된다. 또한 그 중성자는 다른 양성자와 결합하여 중수소로 거듭난다. 중성자

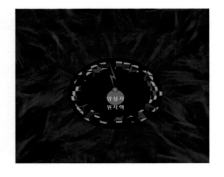

두 개와 결합한 삼중수소도 생겨난다. 그렇게 1개의 중성자를 가진 중수소와, 2개의 중성자를 거느린 삼중수소가 생겨나는 것이다.

다음 이미지는 중수소와 삼중수소의 모습을 상징적으로 보여 준다.

이 중수소와 삼중수소의 결합(핵융합)으로 헬륨이 생성되며 별이 탄생한다. 아울러 핵융합을 한다는 것은 곧 원자껍데기가 붕괴된다는 것인데, 원자껍데기가 붕괴되지 않는다면 별이 탄생할 수 없다.

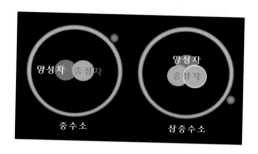

다음 이미지는 중수소와 삼중수소의 핵융합으로 헬륨이 생성되는 과정을 보여주고 있다.

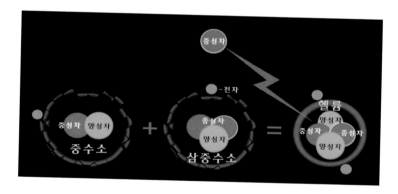

다음 그림은 태양과 같은 별의 중심핵에서 중수소와 삼중수소의 핵융합으로 헬륨이 생성되며, 짝을 이루지 못한 중성자가 원자에서 방출되는 모습을 상징적으로 보여주고 있다.

항성이 헬륨 원자껍데기를 붕괴시킬 정도의 중력이 있다면, 헬륨보다 질량이 무거운 원자를 탄생시킬 핵융합이 일어날 것이다. 또 그 이상으로 에너지가 더 커지게 되면, 점점 질량이 큰 원자들이 순서대로 생성될 수 있다.

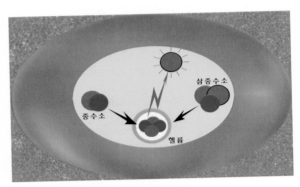

중심핵으로 몰리는 중력입자들의 압력이 강해질수록, 원자들은 불안정해지며 연이은 핵융합을 통해 안정을 취하려 한다. 그래서 핵융합으로 질량이 커질수록 원자껍데기가 더 견고해지는 것이다.

중력은 중심핵을 차지한 입자들의 밀도를 높이며 고온을 발생시키고, 그로 인해 열팽창에너지가 극대화된다. 그 가운데 질량이 커진 원자껍데기도 붕괴되며 연이은 핵융합을 일으킬 수밖에 없다. 그렇게 탄소 핵융합까지 일으키고 나서 폭발하는 별들이 있다. 이 유형의 항성폭발은 항상 거의 같은 질량의 별들이 폭발하여 일어나는데, 은하 간 거리를 가늠하는 표준촛대 역할을 한다. 그럼 그 항성폭발의 원인은 뭘까?

핵융합을 한다는 것은 곧 원자껍데기가 붕괴된다는 것이며, 원자껍데기가 붕괴된다는 것은 곧 빈 공간이 생긴다는 것이다. 원자의 대부분은 빈 공간이 차지하는데, 원자핵이 콩알 정도의 크기라면 나머지 빈 공간은 축구장 규모의 크기라고 할 수 있다. 그 바깥으로는 원자껍데기가 감싸고 있다. 그런데 두 개의 수소원자가 핵융합을 통해 합치면 한 개의 헬륨원자가 되면서, 한 개의 수소원자가 차지하고 있던 빈 공간이 생기게 된다. 또한 원자는 질량이 커질수록 공간이 줄어들기 때문에, 항성의 빈 공간은 더 커지게 된다. 때문에 축구장 규모의 수소가 핵융합을 하면, 축구장 절반 이상의 빈 공간이 생긴다.

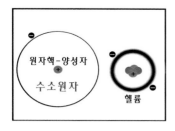

◁ 그림에서 보는 바와 같이 원자는 질량이 커질수록 규모가 작아진다. 중력에 압축되며 규모가 작아진 것이다.

하지만 원자껍데기는 더 두터워진다. 중력으로부터 원자핵을 보호하기 위해 더 두꺼워지는 것이다.

때문에 질량이 작은 별의 중력으로는 헬륨 원자껍데기를 붕괴시킬 수 없다.

이처럼 핵융합을 통해 두 개의 수소원자가 합하여 하나가 되면서 빈 공간이 생기는데, 그 빈 공간은 팽창된 열에너지가 채운다.

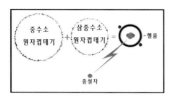

◁ 그림에서 보여주듯이 2개의 수소원자껍데기가 붕괴되면서 핵융합을 하여 1개의 헬륨원자가 되는데, 그 과정에 생긴 빈 공간을 열팽창에너지가 채우는 것이다. 거대질량의 항성 가운데서는 연이은 핵융합이 계속되며 빈 공간이 계속 확장된다. 또한 원자는 질량이 커질수록 공간이 줄어들기 때문에 빈 공간은 더욱 커지게 된다. 그 빈 공간을 열에너지입자들이 채운다.

즉, 원-입자들이 결합하며 변환된 열에너지입자들이 채우는 것이다.

이 열에너지는 곧 팽창에너지로서 중력에 가세하여 핵융합을 가속화시킨다.

인공적인 핵융합은 고온의 팽창에너지를 극대화시켜 진행되지만, 우주에서 자연적인 핵융합은 중력과 열팽창에너지에 의해 진행되는 것이다.

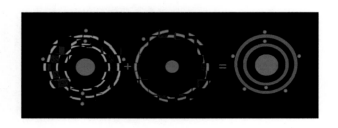

이 그림은 핵융합을 통해 2개의 원자가 합하여 더 무거운 질량을 가진 원자가 생겨나는 것을 상징적으로 보여주고 있다. 이처럼 거대질량의 항성 내부에서 연이은 핵융합이 계속될수록 팽창에너지는 점점 더 커지게 된다. 그러다 바깥 외층이 내부로부터 계속 부풀어 오르는 그 에너지를 감당할 수 없는 한계점에 이르면 드디어 폭발하게 된다.

이 폭발에너지가 더해지면서 철-원자껍데기가 붕괴되며, 더 무거운 질량을 가진 물질을 생성하게 된다. 초신성 폭발 전까지 만들어지는 물질은 아래와 같다.

1 수소, 2 헬륨, 3 리튬, 4 베릴륨, 5 붕소, 6 탄소, 7 질소, 8 산소, 9 플루오르, 10 네온, 11 나트륨, 12 마그네슘, 13 알루미늄, 14 규소, 15 인, 16 황, 17 염소, 18 아르곤, 19 칼륨, 20 칼슘, 21 스칸듐, 22 티탄, 23 바나듐, 24 크롬, 25 망간, 26 철.

항성의 질량이 내부에서 팽창하는 열에너지에 붕괴되지 않을 정도로 엄청 크게 되면, 내부 중심핵에서는 계속해서 핵융합이 일어날 수 있다. 그 핵융합을 통해 질량이 점점 더 큰 원자들이 만들어지는 것이다.

가운데로 집중된 중력입자들은 초고온의 팽창에너지와 함께 엄청난 압력으로 질량이 무거운 원자껍데기를 붕괴시킨다. 그 과정에 천체의 핵을 이루고 있는 원자들은 중력의 압력으로부터 안정을 취하기 위해, 연쇄적인 핵융합을 하며 더 큰 질량을 취하는 동시에 원래보다 단단한 원자껍데기를 겹겹이 만든다. 그렇게 가장 안정된 구조를 가진 철-원자까지 만들어진다. 철-원자는 중력에 가장 잘 견딜 수 있는 안정적 구조를 가졌다.

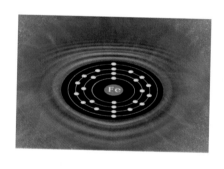

◁ 이미지는 항성의 중력이 가장 집중된 곳에서 철-원자가 만들어진 것을 상징적으로 보여주고 있다. 일반적인 항성의 중력으로는 철의 원자껍데기를 붕괴시킬 수 없다. 철의 원자껍데기를 붕괴시켜야 더 무거운 질량을 가진 물질을 만들어낼 수 있는데, 철-원자는 중력에 가장 잘 견딜 수 있는 안정적 구조를 가졌기 때문이다. 거듭되는 핵융합을 통해 질량이 큰 원자들이 계속 만들어질수록 열팽창에너지가 점점 더 확장된다. 그러다 천체의 바깥을 둘러싸고 있는 외피가, 내부에서 계속 팽창하는 열팽창에너지를 견디지 못하는 한계에 이르면 거대한 폭발을 하게 된다.

이 이미지는 항성 내부에서 열팽창에너지가 확장되는 모습을 상징적으로 보여주고 있다.

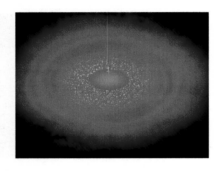

오른쪽 두 번째 이미지는 초신성이 폭발하는 장면을 상징적으로 보여주고 있다. 바로 이 폭발에너지가 더해지면서 철-원자가 붕괴되고, 더 큰 질량을 가진 원자들이 만들어질 수 있다.

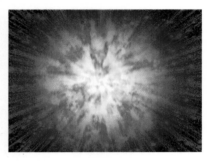

만약 원자껍데기가 존재하지 않거나 또 견고하지 않다면, 목성이나 토성에서도 핵융합이 일어나고, 태양처럼 빛나는 별이 될 수 있다. 즉, 태양계 안에 여러 개의 태양이 생길 수 있는 것이다. 그러나 견고한 원자껍데기가 존재함으로 인해, 그 같은 일은 일어날 수 없다. 이처럼 원자껍데기와 우주진화는 밀접한 연관이 있다.

무한정 질량이 큰 원자들이 계속 생성되는 것은 아니다.

우주에 존재하는 원소들의 종족은 한정되어 있기 때문이다.

철-원자보다 무거운 질량을 가진 원자껍데기마저 붕괴시킬 정도의 중력은, 원자의 모형을 완전히 해체시켜 버린다. 그렇게 진화된 것이 중성자별이다.

그리고 그 이상으로 중력이 커지면, 중성자마저도 해체시킨다. 이어 중성자는 쿼크들로 붕괴되고, 그 쿼크는 전자들로 붕괴되며, 그 전자는 중성미자들로 붕괴되며, 그 중성미자는 광자들로 붕괴되며, 그 광자는 원-입자들로 붕괴된다.

중성자별이 거대한 중력에 의해 고밀도로 압축된 것이듯, 중성자별이 붕괴되고 마지막으로 남은 원-입자들은 더 큰 중력에 의해 압축된 고밀도상태이다.

바로 그 원-입자 핵이 블랙홀이다.

원-입자 진실을 밝히기 위한 질문사항

162. 우라늄 원자에 중성자를 발사하여 충돌시키면, 원자핵을 겹겹이 둘러싼 껍데기가 붕괴된다. 그 중성자를 흡수한 우라늄 원자핵의 질량이 갑자기 커지며, 원자의 궤도를 이루는 껍데기들과의 에너지균형이 깨지며 나타나는 현상이다. 원자는 핵의 질량에 따라 궤도-껍데기를 형성하는데, 그 핵의 질량이 갑자기 커지면 에너지 균형이 깨지며, 상대적으로 에너지가 약해진 원자껍데기가 붕괴되는 것이다. 그로 인해 질량결손과 함께 2억 전자볼트나 되는 에너지가 방출된다. 그 경우 우라늄 원자핵은 둘로 갈라지며 분열한다.

그럼 두 개로 분열된 원자들의 궤도-껍데기는 어떻게 형성될까?

우라늄 원자껍데기가 붕괴된 파편은 에너지로 방출되었는데, 두 개로 분열된 원자들의 궤도-껍데기는 어떻게 생기는가 하는 것이다. 그 답은 역시 원-입자에 있다.

분열된 원자핵에서 방출되는 에너지에 의해 주변의 원-입자들이 결합하며, 그 원자핵의 질량에 따라 궤도-껍데기를 재구성하는 것이다. 이때 우라늄 원자에서 분열된 전자들도 각 원자의 질량에 따라 재분배된다.

이 진실을 물리적 증거로 반론할 수 있는가?

163. 핵융합 과정에서는 두 개의 원자가 합하여 하나가 되므로, 두 개의 원자껍데기가 붕괴되는 동시에 한 개의 원자껍데기가 생겨난다. 따라서 핵분열보다 많은 에너지를 방출하게 된다. 그 원리를 이용한 것이 수소폭탄이다. 이 진실을 물리적 증거로 반론할 수 있는가?

164. 수소폭탄은 가운데에 중수소와 삼중수소원료를 넣고, 그 둘레를 우라늄으로 감싼다. 그리고 바깥에 둘러싼 고성능폭약을 폭발시켜 우라늄 핵폭탄을 터뜨리고, 그 엄청난 폭발력을 가운데 집중시켜 중수소와 삼중수소의 원자껍데기를 붕괴시켜 핵융합을 하도록 유도한다.

그런즉, 수소원자껍데기를 붕괴시키는데, 고성능 폭탄과 우라늄 원자폭탄이 터지는 폭발력이 필요하다. 우주에서 별이 생성되는 초기 단계의 중력은 그 정도의 세기로 원자 껍데기를 붕괴시킨다.

현대 우주과학기술로 밝혀진 이 진실을 물리적 증거로 반론할 수 있는가?

165. 원자 보호막-껍데기가 붕괴되면서 양성자는 전자를 포획하여 중성자로 변환된다. 또한 그 중성자는 다른 양성자와 결합하여 중수소로 거듭난다. 중성자 두 개와 결합한 삼중수소도 생겨난다. 그렇게 1개의 중성자를 가진 중수소와, 2개의 중성자를 거느린 삼중수소가 생겨나는

것이다.

현대 우주과학기술로 밝혀진 이 진실을 물리적 증거로 반론할 수 있는가?

166. 중수소와 삼중수소의 결합(핵융합)으로 헬륨이 생성되며 별이 탄생한다. 아울러 핵융합을 한다는 것은 곧 원자껍데기가 붕괴된다는 것인데, 원자껍데기가 붕괴되지 않는다면 별이 탄생할 수 없다.

현대 우주과학기술로 밝혀진 이 진실을 물리적 증거로 반론할 수 있는가?

167. 중심핵으로 몰리는 중력입자들의 압력이 강해질수록, 원자들은 불안정해지며 연이은 핵융합을 통해 안정을 취하려 한다. 그래서 핵융합으로 질량이 커질수록 원자껍데기가 더 견고해지는 것이다.

현대 우주과학기술로 밝혀진 이 진실을 물리적 증거로 반론할 수 있는가?

168. 중력은 중심핵을 차지한 입자들의 밀도를 높이며 고온을 발생시키고, 그로 인해 열팽창에너지가 극대화된다. 그 가운데 질량이 커진 원자껍데기도 붕괴되며 연이은 핵융합을 일으킬 수밖에 없다. 그렇게 탄소핵융합까지 일으키고 나서 폭발하는 별들이 있다.

이 유형의 항성폭발은 항상 거의 같은 질량의 별들이 폭발하여 일어나는데, 은하 간 거리를 가늠하는 표준촛대 역할을 한다.

현대 우주과학기술로 밝혀진 이 진실을 물리적 증거로 반론할 수 있는가?

169. 원자는 질량이 커질수록 규모가 작아진다. 중력에 압축되며 규모가 작아진 것이다. 하지만 원자껍데기는 더 두터워진다. 중력으로부터 원자핵을 보호하기 위해 더 두꺼워지는 것이다. 때문에 질량이 작은 별의 중력으로는 헬륨 원자껍데기를 붕괴시킬 수 없다.

현대 우주과학기술로 밝혀진 이 진실을 물리적 증거로 반론할 수 있는가?

170. 핵융합을 한다는 것은 곧 원자껍데기가 붕괴된다는 것이며, 원자껍데기가 붕괴된다는 것은 곧 빈 공간이 생긴다는 것이다. 원자의 대부분은 빈 공간이 차지하는데, 원자핵이 콩알 정도의 크기라면 나머지 빈 공간은 축구장 규모의 크기라고 할 수 있다.

그 바깥으로는 원자껍데기가 감싸고 있다. 그런데 두 개의 수소원자가 핵융합을 통해 합치면 한 개의 헬륨원자가 되면서, 한 개의 수소원자가 차지하고 있던 빈 공간이 생기게 된다. 또한 원자는 질량이 커질수록 공간이 줄어들기 때문에, 항성의 빈 공간은 더 커지게 된다. 때문에 축구장 규모의 수소가 핵융합을 하면, 축구장 절반 이상의 빈 공간이 생긴다.

현대 우주과학기술로 밝혀진 이 진실을 물리적 증거로 반론할 수 있는가?

171. 거대질량의 항성 가운데서는 연이은 핵융합이 계속되며 빈 공간이 계속 확장된다. 또한 원자는 질량이 커질수록 공간이 줄어들기 때문에 빈 공간은 더욱 커지게 된다. 그 빈 공간을 열에너지입자들이 채운다.

즉, 원-입자들이 결합하며 변환된 열에너지입자들이 채우는 것이다.

이 열에너지는 곧 팽창에너지로서 중력에 가세하여 핵융합을 가속화 시킨다.

인공적인 핵융합은 고온의 팽창에너지를 극대화시켜 진행되지만, 우주에서 자연적인 핵융합은 중력과 열팽창에너지에 의해 진행되는 것이다.

현대 우주과학기술로 밝혀진 이 진실을 물리적 증거로 반론할 수 있는가?

172. 항성의 질량이 내부에서 팽창하는 열에너지에 붕괴되지 않을 정도로 엄청 크게 되면, 내부 중심핵에서는 계속해서 핵융합이 일어날 수 있다. 그 핵융합을 통해 질량이 점점 더 큰 원자들이 만들어지는 것이다.

가운데로 집중된 중력입자들은 초고온의 팽창에너지와 함께 엄청난 압력으로 질량이 무거운 원자껍데기를 붕괴시킨다. 그 과정에 천체의 핵을 이루고 있는 원자들은 중력의 압력으로부터 안정을 취하기 위해, 연쇄적인 핵융합을 하며 더 큰 질량을 취하는 동시에 원래보다 단단한 원자껍데기를 겹겹이 만든다. 그렇게 가장 안정된 구조를 가진 철-원자까지 만들어진다. 철-원자는 중력에 가장 잘 견딜 수 있는 안정적 구조를 가졌다.

일반적인 항성의 중력으로는 철의 원자껍데기를 붕괴시킬 수 없다. 철의 원자껍데기를 붕괴시켜야 더 무거운 질량을 가진 물질을 만들어낼 수 있는데, 철-원자는 중력에 가장 잘 견딜 수 있는 안정적 구조를 가졌기 때문이다.

현대 우주과학기술로 밝혀진 이 진실을 물리적 증거로 반론할 수 있는가?

173. 거대질량의 항성 내부에서 연이은 핵융합이 계속될수록 팽창에너지는 점점 더 커지게 된다. 그러다 바깥 외층이 내부로부터 계속 부풀어 오르는 그 에너지를 감당할 수 없는 한계점에 이르면 드디어 폭발하게 된다. 이 폭발에너지가 더해지면서 철-원자껍데기가 붕괴되며, 더 무거운 질량을 가진 물질을 생성하게 된다.

현대 우주과학기술로 밝혀진 이 진실을 물리적 증거로 반론할 수 있는가?

174. 만약 원자껍데기가 존재하지 않거나 또 견고하지 않다면, 목성이나 토성에서도 핵융합이 일어나고, 태양처럼 빛나는 별이 될 수 있다. 즉, 태양계 안에 여러 개의 태양이 생길 수 있는 것이다. 그러나 견고한 원자껍데기가 존재함으로 인해, 그 같은 일은 일어날 수 없다. 이처럼 원자껍데기와 우주진화는 밀접한 연관이 있다.

현대 우주과학기술로 밝혀진 이 진실을 물리적 증거로 반론할 수 있는가?

175. 무한정 질량이 큰 원자들이 계속 생성되는 것은 아니다.

우주에 존재하는 원소들의 종족은 한정되어 있기 때문이다.

철-원자보다 무거운 질량을 가진 원자껍데기마저 붕괴시킬 정도의 중력은, 원자의 모형을 완전히 해체시켜 버린다. 그렇게 진화된 것이 중성자별이다.

그리고 그 이상으로 중력이 커지면, 중성자마저도 해체시킨다. 이어 중성자는 쿼크들로 붕괴되고, 그 쿼크는 전자들로 붕괴되며, 그 전자는 중성미자들로 붕괴되며, 그 중성미자는 광자들로 붕괴되며, 그 광자는 원-입자들로 붕괴된다.

중성자별이 거대한 중력에 의해 고밀도로 압축된 것이듯, 중성자별이 붕괴되고 마지막으로 남은 원-입자들은 더 큰 중력에 의해 압축된 고밀도상태이다.

바로 그 원-입자 핵이 블랙홀이다.

현대 우주과학기술로 밝혀진 이 진실을 물리적 증거로 반론할 수 있는가?

지구를 지키는 입자들

중력의 세기가 중심부에 갈수록 커지는 것은, 그 가운데로 몰리는 중력입자들의 밀도가 올라가기 때문이다. 태양을 비롯한 별이나 행성에서는 그 중력입자들이 중심부의 원자를 강하게 압박하여 한 방향으로 줄을 세우고, 각 원자들의 자기력이 그 한 방향을 향할 수 있도록 고정시킨다. 그래서 천체의 중심에는 막대자석이 형성된다. 지구의 남극과 북극이 그 예라고 할 수 있다.

막대자석 주변의 철가루들이 자석의 한쪽 끝에서 다른 쪽 끝으로 줄을 서는 모습을 확인할 수 있는데, 지구 역시 그와 같은 모양의 자기력선을 형성한다. 막대자석에 N-S극이 있듯이, 지구도 N-S극이 있다. 북극과 남극이 바로 그것이다. 때문에 지구는 막대자석과 비슷한 모양의 자기력선을 형성할 수 있는 것이다. 따라서 지구자기장을 형성하는 입자들은, 지구를 지키는 수호자의 역할을 담당하고 있다.

태양과 지구는, 태양으로부터 불어오는 입자들의 흐름에 의해서 연결되어 있다. 태양풍이라 불리는 이 흐름은, 약 450km/s의 속도로 입자를 운반하고 있다. 그리고 태양폭풍이 발생하면 뜨거운 열과 함께 전자, 양성자 등 무수한 고에너지 입자가 뿜어져 나온다. 이때 지구보다 큰 구름덩어리 같은 물질들이 태양에서 튀어나오는데, 이것이 총알보다 빠른 초속 1,000~2,000㎞ 속도로 지구를 향해 돌진한다. 태양폭풍에서 발생하는 방사능과 열은, 히로시마 핵폭발의 400억 배나 되는 위력을 갖고 있다. 하지만 이런 위협에도 지구상에 생명체가 살 수 있는 것은, 태양풍을 막아주는 거대한 보호막인 지구자기장이 있기 때문이다. 이 자기장이 없었다면, 지구에는 생명체가 존재할 수 없다.

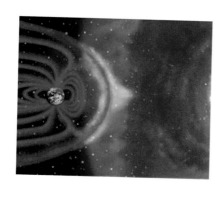

이 이미지는 태양으로부터 불어 닥치는 고-에너지 입자들로부터, 지구를 보호하는 자기장의 모습을 보여주고 있다. (지구의 모습을 실제보다 크게 표현했다.) 지구의 자기장은 전체적으로 혜성의 모습과 유사하게 보이는데, 태양풍을 1선에서 막아내는 지역을 충격파면이라 한다.

이것은 태양풍이 지구자기장에 부딪혀 생기는 충격파로서, 태양풍의 속력(수백km/s)에 의해 이곳이 받는 압력은 굉장하다. 충격파면을 지나온 입자들은 지구 자기권과 직접적인 상호작용을 하는데, 이곳을 자기권계면이라 한다. 지구 중심에서 자기권계면의 앞부분까지의 거리는 약 10.5RE이고, 지구의 수평 옆면까지의 거리는 약 15RE이다. (달의 평균 거리가 약 60 RE) 이 수치들은 단지 평균적인 값들이며, 태양풍의 압력이 오르고 내림에 따라 자기권계면은 오그라들거나 팽창한다. 그 사이의 입자들이 이동하는 길을 자기덮개라 한다.

태양의 반대편으로는 혜성의 꼬리처럼 자기장이 길게 늘어져 있다.

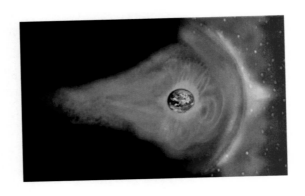

△ 이미지에서 보는 것처럼 태양풍이 불어오는 반대쪽으로 자기장이 길게 늘어져 있는데, 이를 자기꼬리라 한다. 이처럼 지구자기장이 태양 풍입자들에 밀려 꼬리를 나타내는 것은, 자기장이 입자들로 이루어졌기 때문이다. 지구의 중심부에 형성된 막대자석에서 방출하는 입자들이 자기장을 형성하는 것이다.

원자에서 방출하는 전자기파가 입자이고, 그 전자기파(전기 및 자기파)에서 전기장이 하전입자들로 이루어졌듯이, 역시 자기장도 입자들로 이루어졌다.

자석을 망치로 두드려 충격을 주면, 자석의 자성을 잃을 수 있다.

그 자석을 이루는 원자들의 자성 방향이 흐트러지며 나타나는 현상이다.

그 경우 주변의 자기장도 사라진다. 자기장을 이루고 있던 입자들이 도로 해체되며 원-입자로 돌아가기 때문이다. 하지만 그 자석의 자성이 회복되면 다시 자기장이 생긴다. 자석에서 방출하는 에너지는 주변의 원-입자들을 결합시켜 자기장을 형성하는 것이다.

촛불을 밝히면 원-입자들이 몰려들며 결합하여 광자로 나타났다가,

그 촛불을 끄는 동시에 에너지를 잃은 광자들이 도로 해체되며 원-입자로 돌아가는 것과 같은 현상이라고 할 수 있다. 분명한 사실은 전자기파는 곧 광자이며, 하전입자이며, 자기장입자라는 것이다.

태양풍도 입자들로 이루어졌다. 아울러 자기장이 태양풍을 막아낼 수 있는 것은, 자기장도 역시 입자들로 이루어졌기 때문이다. 이처럼 간단한 보편적 상식을 깨닫기만 해도 미시세계와 거시세계의 우주 전체를 이해할 수 있다.

그런즉, 지구자기장이 없으면 태양풍이 그대로 대기에 닿게 되고, 땅 위의 생명체는 강한 에너지에 직접 노출되며, 결국 지구는 생명체가 존재할 수 없는 환경으로 변하고 만다.

원-입자 진실을 밝히기 위한 질문사항

176. 중력의 세기가 중심부에 갈수록 커지는 것은, 그 가운데로 몰리는 중력입자들의 밀도가 올라가기 때문이다. 태양을 비롯한 별이나 행성에서는 그 중력입자들이 중심부의 원자를 강하게 압박하여 한 방향으로 줄을 세우고, 각 원자들의 자기력이 그 한 방향을 향할 수 있도록 고정시킨다. 그래서 천체의 중심에는 막대자석이 형성된다. 지구의 남극과 북극이 그 예라고 할 수 있다.

막대자석 주변의 철가루들이 자석의 한쪽 끝에서 다른 쪽 끝으로 줄을 서는 모습을 확인할 수 있는데, 지구 역시 그와 같은 모양의 자기력선을 형성한다. 막대자석에 N-S극이 있듯이, 지구도 N-S극이 있다.

북극과 남극이 바로 그것이다.

때문에 지구는 막대자석과 비슷한 모양의 자기력선을 형성할 수 있는 것이다.

현대 우주과학기술로 밝혀진 이 진실을 물리적 증거로 반론할 수 있는가?

177. 태양과 지구는, 태양으로부터 불어오는 입자들의 흐름에 의해서 연결되어 있다. 태양풍이라 불리는 이 흐름은, 약 450km/s의 속도로 입자를 운반하고 있다. 그리고 태양폭풍이 발생하면 뜨거운 열과 함께 전자, 양성자 등 무수한 고에너지 입자가 뿜어져 나온다. 이때 지구보다 큰 구름 덩어리 같은 물질들이 태양에서 튀어나오는데, 이것이 총알보다 빠른 초속 1,000~2,000㎞ 속도로 지구를 향해 돌진한다. 태양폭풍에서 발생하는 방사능과 열은, 히로시마 핵폭발의 400억 배나 되는 위력을 갖고 있다. 하지만 이런 위협에도 지구상에 생명체가 살 수 있는 것은, 태양풍을 막아주는 거대한 보호막인 지구자기장이 있기 때문이다. 이 자기장이 없었다면, 지구에는 생명체가 존재할 수 없다.

현대 우주과학기술로 밝혀진 이 진실을 물리적 증거로 반론할 수 있는가?

178. 지구의 자기장은 전체적으로 혜성의 모습과 유사하게 보이는데, 태양풍을 1선에서 막아내는 지역을 충격파면이라 한다. 이것은 태양풍이 지구자기장에 부딪혀 생기는 충격파로서, 태양풍의 속력(수백km/s)에 의해 이곳이 받는 압력은 굉장하다.

태양의 반대편으로는 혜성의 꼬리처럼 자기장이 길게 늘어져 있다.

이처럼 지구자기장이 태양풍입자들에 밀려 꼬리를 나타내는 것은, 자기장이 입자들로 이루어졌기 때문이다. 지구의 중심부에 형성된 막대자석에서 방출하는 입자들이 자기장을 형성하는 것이다. 현대 우주과학기술로 밝혀진 이 진실을 물리적 증거로 반론할 수 있는가?

179. 원자에서 방출하는 전자기파가 입자이고, 그 전자기파(전기 및 자기파)에서 전기장이 하전입자들로 이루어졌듯이,

역시 자기장도 입자들로 이루어졌다.

자석을 망치로 두드려 충격을 주면, 자석의 자성을 잃을 수 있다.

그 자석을 이루는 원자들의 자성 방향이 흐트러지며 나타나는 현상이다.

그 경우 주변의 자기장도 사라진다. 자기장을 이루고 있던 입자들이 도로 해체되며 원-입자로 돌아가기 때문이다. 하지만 그 자석의 자성이 회복되면 다시 자기장이 생긴다. 자석에서 방출하는 에너지는 주변의 원-입자들을 결합시켜 자기장을 형성하는 것이다.

촛불을 밝히면 원-입자들이 몰려들며 결합하여 광자로 나타났다가, 그 촛불을 끄는 동시에 에너지를 잃은 광자들이 도로 해체되며 원-입자로 돌아가는 것과 같은 현상이라고 할 수 있다. 분명한 사실은 전자기파는 곧 광자이며, 하전입자이며, 자기장입자라는 것이다.

현대 우주과학기술로 밝혀진 이 진실을 물리적 증거로 반론할 수 있는가?

180. 태양풍도 입자들로 이루어졌다. 아울러 자기장이 태양풍을 막아
낼 수 있는 것은, 자기장도 역시 입자들로 이루어졌기 때문이다. 이처럼
간단한 보편적 상식을 깨닫기만 해도 미시세계와 거시세계의 우주전체
를 이해할 수 있다.

그런즉, 지구자기장이 없으면 태양풍이 그대로 대기에 닿게 되고, 땅
위의 생명체는 강한 에너지에 직접 노출되며, 결국 지구는 생명체가 존
재할 수 없는 환경으로 변하고 만다.

현대 우주과학기술로 밝혀진 이 진실을 물리적 증거로 반론할 수 있는
가?

태양(항성)풍과 원-입자

2016년 7월 영국 옥스퍼드대 인류미래연구소 연구진은 태양풍과 소행성 충돌로 인해 지구가 최후의 날을 맞을 수 있다는 '인류 종말의 날 4대 시나리오'를 발표했다.

연구진은 지구를 향해 날아드는 혜성이나 소행성과 충돌하는 시나리오도 심각하지만, 태양 흑점 폭발이나 코로나질량방출 현상으로 인한 태양풍이 인류에게 더 심각한 영향을 미칠 것이라고 예측했다.

태양의 중심부에서는 지속적으로 거대 질량의 수소폭탄이 폭발하고 있다.

수소의 핵융합이 바로 그것이다. 그 핵융합을 통해 단 1초 동안에 발생하는 폭발력은 미국이 9만 년 동안 쓸 수 있는 양에 버금가는 에너지를 생산해 내는 것으로 알려져 있다.

태양 표면에서 터지는 폭발 현상은 초당 수백~수천km의 속도로 움직이는 고에너지 입자들을 우주에 방출한다. 고에너지 입자들이 지구로 날아들게 되면 지구 궤도를 돌고 있는 인공위성이 고장 나거나 무선통신이 두절되는 현상이 나타나기도 한다.

현재까지 지구에 나타난 태양폭풍에 의한 최대 피해는 1895년 9월 영국에서 발생한 '캐링턴 사건'이다. 그 사건으로 22만 5,000km에 이르는 전신망이 마비되고 곳곳에서 화재가 발생하는 등 엄청난 혼란을 일으켰다.

연구진은 최근 대형 태양풍이 자주 일어나고 있으며 캐링턴 사건 때보다 작게는 10배, 크게는 100배 이상의 태양풍 발생 가능성이 있다고 경고한다.

캐링턴 사건 때와 비슷한 규모의 태양풍이 10년 내에 발생할 가능성도 12%에 이른다고 분석했다.

그럼 태양풍의 주원인은 뭘까?

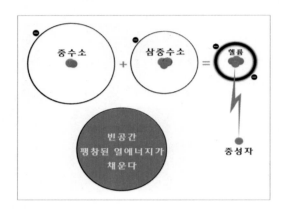

위 이미지에서 보여 주듯이 중수소와 삼중수소가 핵융합을 하면 한 개의 헬륨원자가 된다. 그렇게 두 개의 원자가 하나로 결합하면서, 한 개의 원자가 차지했던 공간이 남게 된다. 원자는 대부분 빈 공간인데, 원자의 빈 공간이 축구장이라면 원자핵은 아주 작은 콩알 정도에 불과하다. 그리고 원자는 질량이 커질수록 그 빈 공간이 작아지기 때문에, 핵융합을 통해 질량이 클수록 그 빈 공간도 작아지게 된다.

다음 그림에서 보는 바와 같이 원자는 질량이 커질수록 규모가 작아진다. 그런즉, 잠실운동장 규모의 수소가 핵융합을 하면, 그 운동장의 절반

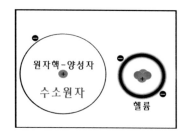

이상이 빈 공간이 되는 셈이다.

　태양의 중심부에서는 1초 동안에 수백만 톤의 수소가 핵융합을 한다. 그 1초 동안에 만들어내는 에너지는 500만 톤 이상으로서, 이는 인류가 탄생한 이후에 사용한 에너지보다도 많은 양이다.

　아울러 그 에너지만큼 많은 원-입자들이 몰린다.

　가마에 불을 때면 원-입자들이 몰리며 물-분자를 이루고 있는 원자들을 팽창시킨다. 그래서 물이 끓는 현상이 나타나고, 증기를 뿜어내는 현상들이 나타난다. 또한 부항에 불을 붙이면 원-입자들이 몰려들며 결합하여 광자 및 불입자로 변환되어, 항아리 속의 공기 분자들을 밀어내고 진공상태로 만든다. 이처럼 태양 속에서는 엄청난 양의 에너지가 발생하는 만큼, 또 엄청난 량의 원-입자들이 몰리며 열팽창에너지를 형성한다.

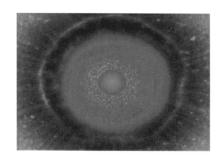

　이 이미지는 태양의 중심부에 원-입자들이 몰리며 열팽창에너지를 확장시키는 모습을 상징적으로 보여주고 있다.

　태양의 중심부에서는 1초 동안에 수백만 톤의 수소가 핵융합을 하며, 두 개의 수소가 결합하여 수소원자보다 부피가 작은 한 개의 헬륨원자로 변환되지만, 태양의 규모는 조금도 축소되지 않는다. 그 이유는 원-입자들이 몰리며 열팽창에너지를 형성하기 때문이다. 그리고 그 열팽창에너지는 태양 표면의 약한 곳으로 분출되는데, 그것이 흑점폭발로 나타난다. 이는 지구에서 화산이 터지는 것과 비슷한 현상이라고 할 수 있다.

이 이미지(출처: JAXA/NASA)는 태양 표면에서 흑점폭발이 일어나는 모습이다. 태양의 중심부에는 중력과 열팽창에너지에 의해 원자껍데기가 붕괴되고 미처 핵 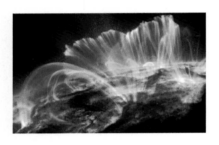 융합을 이루지 못한 양성자, 중성자, 전자 등의 입자들이 많은데, 그 입자들이 열팽창에너지에 떠밀려 태양 표면 밖으로 방출된다. 바로 이것이 태양풍이다.

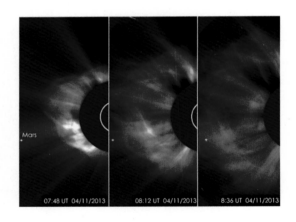

위 사진(나사 제공)은 태양폭풍이 분출하는 장면이다. 이 태양풍은 1일 ~3일 정도면 지구까지 도착한다. 지구자기장은 이 태양풍으로부터 우리 생명체들을 지키며 보호하는 것이다.

원-입자 진실을 밝히기 위한 질문사항

181. 중수소와 삼중수소가 핵융합을 하면 한 개의 헬륨원자가 된다.

그렇게 두 개의 원자가 하나로 결합하면서, 한 개의 원자가 차지했던 공간이 남게 된다. 원자는 대부분 빈 공간인데, 원자의 빈 공간이 축구장이라면 원자핵은 아주 작은 콩알 정도에 불과하다. 그리고 원자는 질량이 커질수록 그 빈 공간이 작아지기 때문에, 핵융합을 통해 질량이 클수록 그 빈 공간도 작아지게 된다. 그런즉, 잠실운동장 규모의 수소가 핵융합을 하면, 그 운동장의 절반 이상이 빈 공간이 되는 셈이다.

현대 우주과학기술로 밝혀진 이 진실을 물리적 증거로 반론할 수 있는가?

182. 태양의 중심부에서는 1초 동안에 수백만 톤의 수소가 핵융합을 한다. 그 1초 동안에 만들어내는 에너지는 500만 톤 이상으로서, 이는 인류가 탄생한 이후에 사용한 에너지보다도 많은 양이다. 아울러 그 에너지만큼 많은 원-입자들이 몰린다.

가마에 불을 때면 원-입자들이 몰리며 물-분자를 이루고 있는 원자들을 팽창시킨다. 그래서 물이 끓는 현상이 나타나고, 증기를 뿜어내는 현상들이 나타난다. 또한 부항에 불을 붙이면 원-입자들이 몰려들며 결합하여 광자 및 불입자로 변환되어, 항아리 속의 공기 분자들을 밀어내고 진공상태로 만든다. 이처럼 태양 속에서는 엄청난 양의 에너지가 발생하는 만큼, 또 엄청난 양의 원-입자들이 몰리며 열팽창에너지를 형성한다.

현대 우주과학기술로 밝혀진 이 진실을 물리적 증거로 반론할 수 있는가?

183. 태양의 중심부에서는 1초 동안에 수백만 톤의 수소가 핵융합을 하며, 두 개의 수소가 결합하여 수소원자보다 부피가 작은 한 개의 헬륨원자로 변환되지만, 태양의 규모는 조금도 축소되지 않는다. 그 이유는 원-입자들이 몰리며 열팽창에너지를 형성하기 때문이다. 그리고 그 열팽창에너지는 태양 표면의 약한 곳으로 분출되는데, 그것이 흑점폭발로 나타난다. 이는 지구에서 화산이 터지는 것과 비슷한 현상이라고 할 수 있다.

현대 우주과학기술로 밝혀진 이 진실을 물리적 증거로 반론할 수 있는가?

184. 태양의 중심부에는 중력과 열팽창에너지에 의해 원자껍데기가 붕괴되고 미처 핵융합을 이루지 못한 양성자, 중성자, 전자 등의 입자들이 많은데, 그 입자들이 열팽창에너지에 떠밀려 태양 표면 밖으로 방출된다.

바로 이것이 태양풍이다.

이 태양풍은 1일~3일 정도면 지구까지 도착한다.

지구자기장은 이 태양풍으로부터 우리 생명체들을 지키며 보호하는 것이다.

현대 우주과학기술로 밝혀진 이 진실을 물리적 증거로 반론할 수 있는가?

계속해서 밝혀질
원입자의 진실

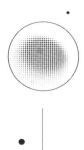

지금까지 우리는 암흑에너지를 포집하여 이루어낼 수 있는 놀라운 일들에 대한 증명과, 이를 이루고 있는 '원입자'를 탐구함으로써 우주의 비밀을 파헤쳤다. 그러나 원입자가 품고 있는 진실은 여기서 그치지 않는다. 후속작에서는 원입자에 대한 정의를 비롯하여 미시세계의 진실에 한 발짝 더 다가설 수 있을 것이다.

이에 후편에 수록될 내용들을 미리 소개한다.

원-입자와 전자기파

미시세계의 진실

3차원 세계와 원-입자

4대 위치에너지

3차원 세계 존재-시스템의 법칙

슈퍼문과 인력, 중력, 궤도

원-입자와 동력

원-입자와 불

원-입자와 오로라

물질의 생성과 소멸

원-입자에 대한 정의